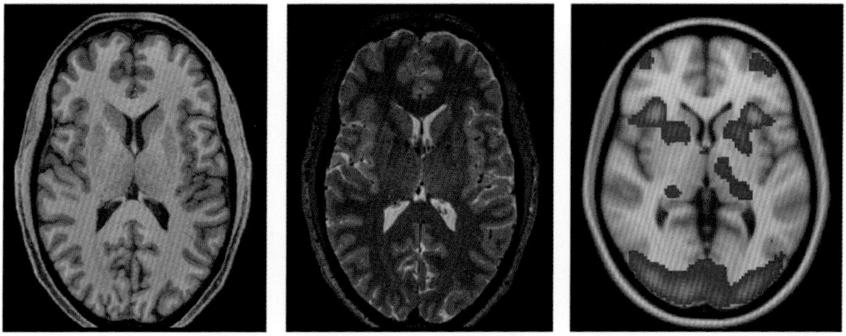

1. 人们可以用 MRI 测量脑组织的各个方面。左边两张图表明了结构性 MRI 的两种用途：测量脑组织中水和脂肪的含量。右图是 fMRI 显示的大脑活动情况——红色区域代表在特定思维过程中大脑活动增强的区域。将这些区域覆于结构性 MRI 图像之上以判断它们在大脑中的位置。

2. 1991 年 11 月 1 日的《科学》期刊封面。该封面展示了杰克 · 贝利维尔及其同事测得的视觉皮质活动（红 / 黄色区域）。杰克 · 贝利维尔等人使用的是一种需要注射造影剂的早期 fMRI 技术。经版权所有者 AAAS 授权翻印。

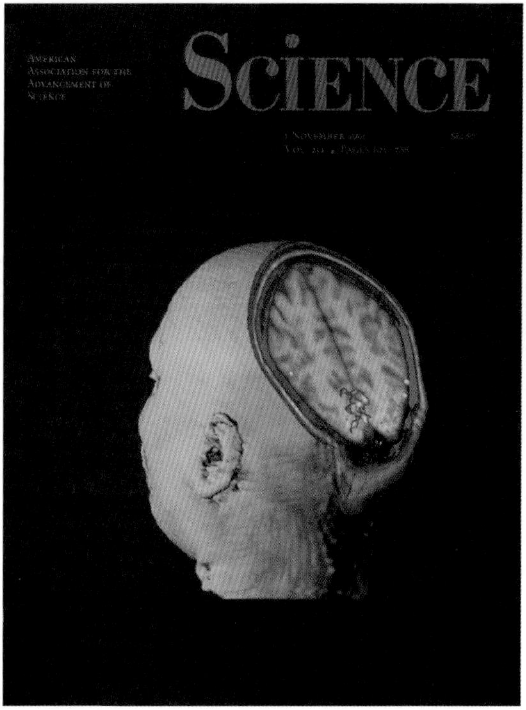

3. 我的大脑底部视图。当我观察人脸时，红色区域被激活。被激活的区域沿着大脑两侧的梭状回（白色虚线描画的部分）分布。

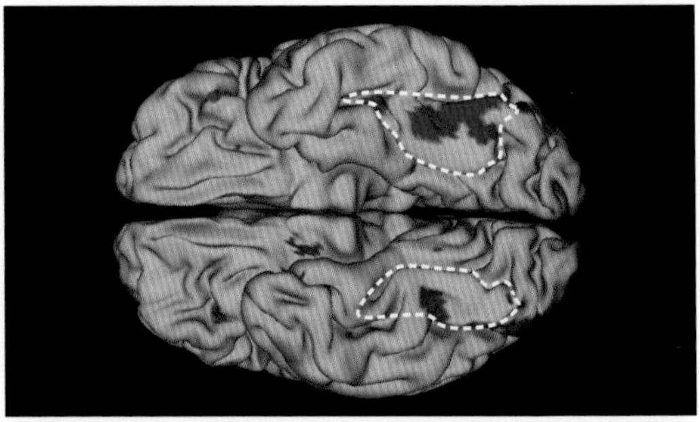

4. 观察大脑活动与一个特定区域（“种子区域”）的关联是分析大脑连接的一种方法。此图显示了运动皮质中一个与大脑活动（红/黄色部分）相关的“种子区域”（蓝色部分）。该分析复制了巴拉特·毕斯瓦的原创成果，说明在静息状态下大脑两侧的运动皮质相互关联。图像由人类连接组项目数据生成。

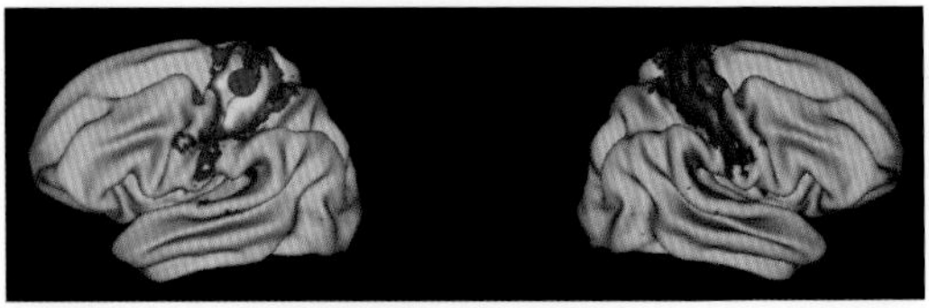

5. 克雷格·贝内特在2009年提交的死鲑鱼大脑活动图。由于没有对多重比较进行适当校正，小红点所在的位置显示出了显著的大脑活动。图片由克雷格·贝内特提供。

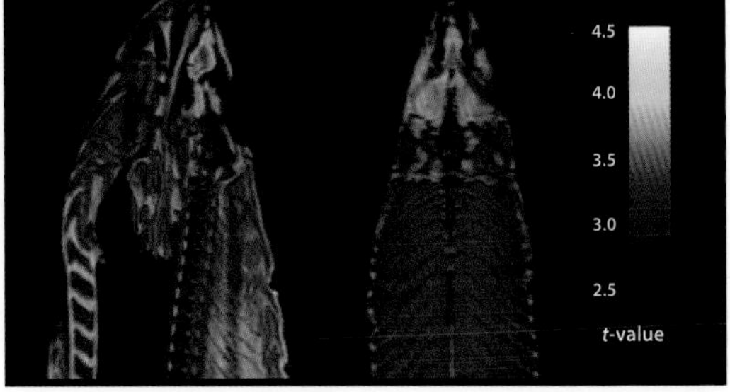

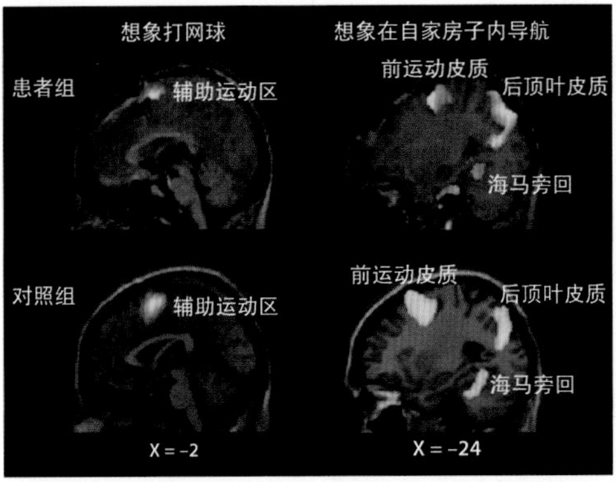

6. 阿德里安 · 欧文在 2006 年发表的研究成果。红 / 黄色区域显示了植物人（上）和健康对照组（下）想象打网球（左）和在自家房子内导航（右）时的大脑活动。2006 年 9 月 8 日，《科学》，阿德里安 · 欧文、马丁 · 科尔曼、梅拉妮 · 波利、马修 · 戴维斯、史蒂文 · 劳力斯、约翰 · 皮卡德，“检测植物人的意识”。经版权所有者 AAAS 授权翻印。

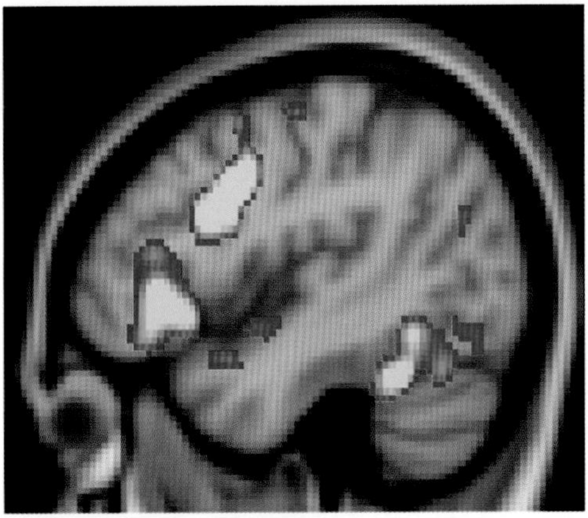

7. 该图表明，受试者在首次判断一个单词是抽象词还是具体词时，其左半脑的活跃区域要比再次判断该单词词性时更大。红 / 黄色区域表示多次判断一个单词的词性时，大脑活动显著减弱。图像由开放 fMRI 项目数据生成。

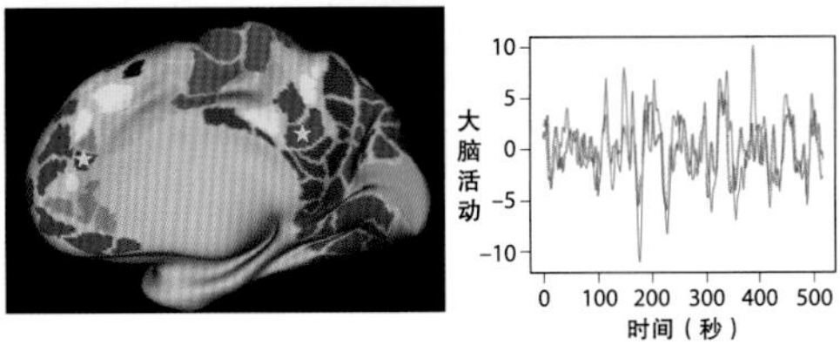

8. 大脑中的网络。左图显示的是我右半脑中被识别出的网络区域，仔细看中央部分。右图显示的是同属默认模式网络的两个区域集（左图星号标记处）中的 fMRI 信号。尽管位于大脑的不同位置，但这些区域在 10 分钟静息态 fMRI 扫描过程中的活动波动情况非常相似。

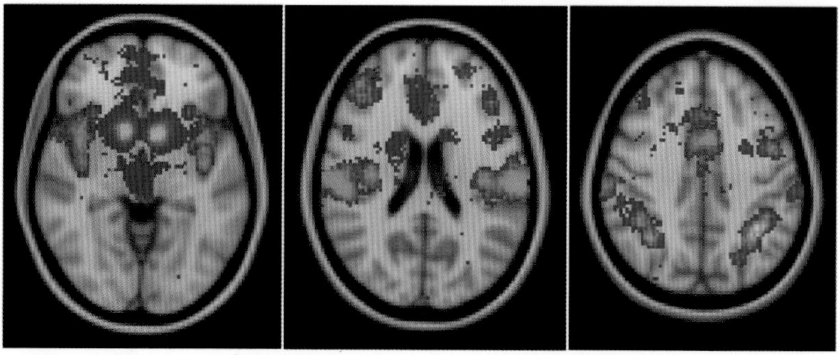

9. 对 Neurosynth（一个 fMRI 数据平台）数据进行元分析得到的三组结果。在三组结果中，红色区域与学习过程中的工作记忆相关，绿色区域与疼痛感相关，蓝色区域与奖励相关。这些结果表明，不同的心理状态所对应的大脑活动模式也不尽相同。

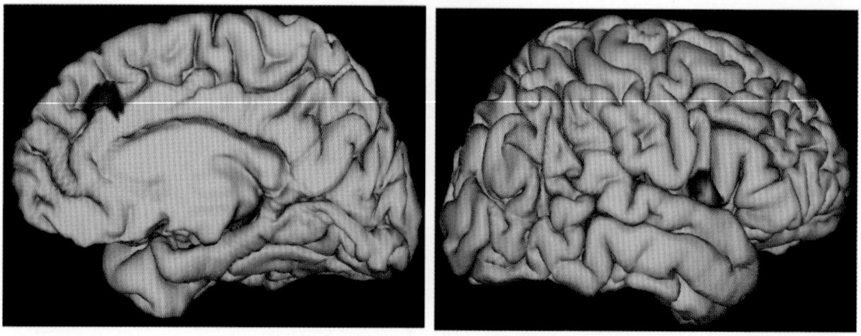

10. 阿米特 · 埃特金及其同事发现的区域（红色部分）。这些区域表明大脑结构差异与常见的精神疾病有关。左图为大脑的中部视图，标亮区域是前扣带回皮质，右图为大脑侧面视图，标亮区域是脑岛（尽管大脑褶皱遮住了大部分脑岛）。图像由阿米特 · 埃特金提供的数据生成。

The New Mind Readers

读脑术

[美] 拉塞尔·A. 波德拉克（Russell A.Poldrack）/ 著
伍拾一 / 译

中信出版集团 | 北京

图书在版编目（CIP）数据

读脑术 / (美) 拉塞尔 · A. 波德拉克著 ; 伍拾一译
. -- 北京 : 中信出版社 , 2020.5
书名原文 : The New Mind Readers ： What Neuroimaging Can and Cannot Reveal about Our Thoughts
ISBN 978-7-5217-1517-0

Ⅰ . ①读… Ⅱ . ①拉… ②伍… Ⅲ . ①大脑－核磁共振成象 Ⅳ . ① R445.2

中国版本图书馆 CIP 数据核字 (2020) 第 028134 号

读脑术

著　　者：[美] 拉塞尔 · A. 波德拉克
译　　者：伍拾一
出版发行：中信出版集团股份有限公司
（北京市朝阳区惠新东街甲 4 号富盛大厦 2 座　邮编　100029）
承 印 者：北京诚信伟业印刷有限公司

开　　本：880mm × 1230mm　1/32　　印　　张：7.875　　字　　数：200 千字
版　　次：2020 年 5 月第 1 版　　印　　次：2020 年 5 月第 1 次印刷
京权图字：01–2019–4286　　广告经营许可证：京朝工商广字第 8087 号
书　　号：ISBN 978–7–5217–1517–0
定　　价：58.00 元

献给我的父母，感谢他们一直支持我的科学梦想

献给太早离我们而去的迈克

目 录

第一章

20 瓦特的思想——科学的极限挑战

理解大脑的工作原理几乎是这个时代最大的科学挑战。3 磅[①]重的脑组织，其心智运算能力怎么会超过世界上最先进的计算机，而其消耗的能量却不超过一只昏暗的灯泡？为了回答这个问题，神经科学家从不同层面对大脑进行了研究。目前我们对大脑工作原理的认识大多来自对其他物种的研究，从蠕虫、果蝇，一直到小鼠、大鼠和猴子之类的哺乳动物。虽然这些研究带给我们很多重要的思考，但归根结底，我们大多数人想要弄清楚的是人类大脑的工作原理，而人类大脑的很多方面无法在对非人类动物的研究中体现。如果想理解人类是如何思考的，我们就必须研究人类。

这本书讲述的正是这样的故事：一系列新技术如何使我们能够比以往任何时候都更详细地研究人类大脑的工作原理。这些技术工具被称为神经成像，因为它们能让我们创建人类大脑的图像，而这些图像能告诉我们大脑是由什么组成的（结构）以及大

① 1 磅 ≈ 0.45 千克。——译者注

脑在干什么（功能）。尤其是其中一种工具，彻底改变了我们为大脑画像的能力，它就是 MRI（磁共振成像）。这种不可思议的全能型技术赋予了神经科学家安全地观察人类大脑活动的能力，让我们得以了解大脑执行各种心理功能的过程。在某些情况下，用 MRI 检测人们在执行任务或者静卧时的大脑活动，我们甚至可以解码他们的感受和思想。有些人大胆地称之为“读心术”，但称之为解码其实更准确。MRI 的作用并不局限于在固定时间点对大脑进行研究，它还能显示经验是如何改变大脑的，以及从童年到老年，大脑随时间而改变的过程。它表明，人类大脑总体上遵循相同的原理，但也存在很多个体差异，这些研究使人们能够深入了解导致精神疾病的大脑功能障碍。与此同时，MRI 引发了很多超出科学范畴的追问，这些追问在本质上关乎我们作为人类如何看待自己这一终极命题。如果思考只是一种能用 MRI 影像化的生物学功能，那么人类意识还有什么神秘可言？如果决策只是大脑运算的结果，那么“我们”该在何种意义上为自己的选择负责？成瘾症是一种大脑疾病还是自控力差的表现，又或者两者兼而有之？我们应该担心市场研究人员利用脑成像技术更有效地向我们推销商品吗？在概述神经成像的作用和局限性之后，我们会解决这些问题。

什么是神经成像

我使用“神经成像”这个术语时，通常指的是能让我们从外部检测人类大脑的技术。这些技术有很多种，但我主要关注的是 MRI。鉴于 MRI 的安全性和灵活性，它已经成为使用范围最广泛的脑成像工具。不同种类的 MRI 可以检测大脑的不同方面，我们把它们大致分为结构性 MRI 和功能性 MRI。结构性 MRI 检测脑组织的构成，如水或脂肪的含量。因为这些物质在大脑不同部位的含量不同，所以它们在 MRI 图像上会呈现出或明或暗的颜色（见彩图 1）。脑组织检测非常有助于我们发现大脑疾病和了解大脑的各个部位在大小和形状方面的个体差异，但却无法告诉我们大脑在干什么，因此，我们需要使用功能性 MRI（通常缩写为 fMRI）。当研究人员发现可以通过检测 MRI 对血氧含量的影响来检测大脑活动时，fMRI 就诞生了。fMRI 的彩色图像如彩图 1 右半部分所示——大脑的有些部位似乎特别亮。我们会在第二章更详细地探讨 fMRI 的发明过程和工作原理。首先，我们需要回答一个问题："大脑功能"是什么意思？

大脑好比电脑

人体的每个组织都有专门的生物学功能：心脏输送血液，肺给血液供氧，消化系统从食物中吸收营养，肾脏过滤血液里的垃圾。大脑的生物学功能是什么呢？无论功能是什么，它显然都非常重要：大脑的重量只占体重的 2%，但它的耗能却占了人体耗能的 20%。[1] 如果非要我概括大脑的功能，我会说：处理信息。虽然肯定和笔记本电脑或智能手机处理信息的方式不同，但我们仍然可以认为大脑是人体的核心运算系统。它从物质世界中获取信息，并据此选择行为方式，从而达到繁荣昌盛和繁衍不息（这对进化来说最重要）的目的。大脑并非人体内唯一的“计算机”——例如，内脏也有自己的运算中枢，即大约包括5亿个神经细胞的肠道神经系统，但却是人类之所以独一无二的重中之重。

尽管将大脑比作“计算机”有点儿道理，但它绝对不像我们在物质世界中所熟悉的大多数计算机。硅基计算机遵循约翰·冯·诺依曼（首批真正的计算机科学家之一）提出的原理：它们由大量元件组成，你可以将这些元件看作微型开关，它们以高度稳定和一致的方式工作。经历过电脑“死机”的人都知道，这是某个元件发生故障的后果，由此可知，电脑的复原能力并不是很强。这些开关的运行速度非常快。此刻我用来写这本书的电脑的时钟频率达到3千兆赫，这意味着它可以每秒钟完成30亿次运算。因此，这些微型开关必须能快速被开启和关闭。更令人印象深刻的是，这些运算大部分是串行的，也就是说，每次传输一位数据（现在的大多数计算机每次能传输几位数据）。

大脑和电脑有何区别？在回答这个问题之前，我们需要了解脑细胞是如何处理信息的，因此，现在是时候对大脑的生理机能进行一次彻底考察了。大脑主要由两种细胞构成。我们一般认为神经元对大脑运算来说必不可少。大脑中还有一种次要的胶质细胞，它们支撑大脑结构并为神经元提供生物学支持。直到最近，人们还认为胶质细胞仅仅起到了支持作用，但越来越清晰的事实是，它们在信息处理方面同样起到了重要作用。[2] 然而在这本书中，我们会聚焦于神经元的活动，因为它们依然是神经科学家研究的主要细胞类型。

为了了解神经元的工作原理，我们需要先了解信号从外部世界进入大脑的路径。我早上沏了一杯浓咖啡，并闻了一下，这时候，咖啡的气味就会以分子的形式接触到我的嗅球——大脑少数直接暴露于外部世界的部位之一（就在我的鼻子里面）。这些分子撞上一种叫作嗅觉受体的特殊神经元，引起细胞膜的改变，使细胞内的电荷数量增加。当电荷数量增加到一定程度时，细胞就会突然改变电学性能，释放动作电位——电荷数量突然大幅增加。通俗一点说就是，神经元在“放电”或“刺突化”（spiked），因为这种变化十分突然。此时，动作电位沿着该神经元传递到与之相连的其他神经元，于是循环开始了——如果下一个神经元接收到了足够强的输入信号，它也会“放电”。以此类推。如果输入信号足够强，来自嗅觉受体的信号就会在相连的神经元之间引起一系列活动，这些活动最终会传递至我的大脑皮质，很可能会触发我第一次去意大利旅游时对浓缩咖啡吧的记忆，或者激起我配上一块巧克力或点心的渴求。

我们把大脑神经元比作电脑的 CPU（中央处理器），是因为两者有一个重要的相似之处。很多神经元的行为方式是“全有或全无”——就像数字晶体管一样，一个神经元要么放电，要么毫无动静，而且它的动作电位在大小和时长等方面基本相同。这表明，我的嗅觉神经元不是通过释放更大的动作电位，而是通过连续多次放电或更快地放电来传递“咖啡味道很浓”的信号的（见图 1.1）。但是，大脑运算几乎在所有其他方面都和电脑截然不同。首先，与电脑相比，大脑的运算速度非常慢——我们用纳秒（十亿分之一秒）衡量电脑的运算速度，而用毫秒（千分之一秒）衡量神经元的激活速度。其次，单个神经元嘈杂又不可靠。在数百万个对咖啡分子很敏感的神经元中，只有个别细胞群会在我闻

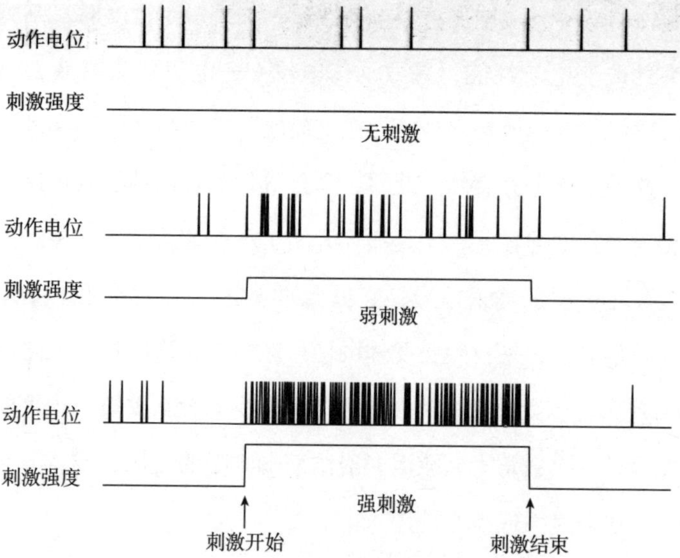

图 1.1　神经元的刺激 - 反应模式。最上边的图表明，即使没有受到刺激，动作电位也会持续形成尖峰；即使没有受到刺激，多数神经元也会随机放电。中间的图显示了神经元对弱刺激的反应，最下边的图则显示了神经元对强刺激的反应。注意，动作电位并没有随刺激的增强而变大，仅仅是放电频率随之升高了。

咖啡的时候被激活。最后，大脑以高度并行的方式处理信息——不同于 CPU 一次只快速地处理几件事，大脑会同时处理很多件事，但处理每件事的速度相对缓慢。

大脑的这些特点加在一起，就构成了一种迥然不同的“计算机”，但这是好事。最重要的是，大脑的复原能力很强。如果你摔坏了笔记本电脑的主板，它几乎就无法再工作了，而且也不能自我修复。相反，大脑非常强健。以我多年前从事博士后研究时遇到的莉萨为例。[3] 莉萨的童年生活相当平淡，但她在大概 12 岁时患上了严重的癫痫。最后癫痫发展到无法控制，严重威胁她的生命，在她 16 岁时，医生开始寄希望于一种被称为半脑切除术的终极治疗手段，也就是切除整个半脑——整整一半大脑皮质（见图 1.2）。癫痫的病源在左半脑，而左半脑对大多数人来说是主要负责语言功能的半脑。不幸的是，莉萨也是大多数人之一，她在手术后的第一年内，几乎不会说话。我们研究她时已经是手术 6 年之后了，那时，她恢复了大部分语言功能。尽管就 22 岁的年龄而言，这远远算不上正常，但鉴于她整个左半脑被切除的事实，这样的恢复程度已经相当惊人了。

这并不代表半个大脑就够用了——她在语言能力方面还有严重的后遗症，但这表现了大脑惊人的复原能力。我们会在第五章继续探讨莉萨的案例，探讨如何用神经成像观察她的大脑自我重组的过程，正是这种重组使她恢复了说话和阅读的能力。

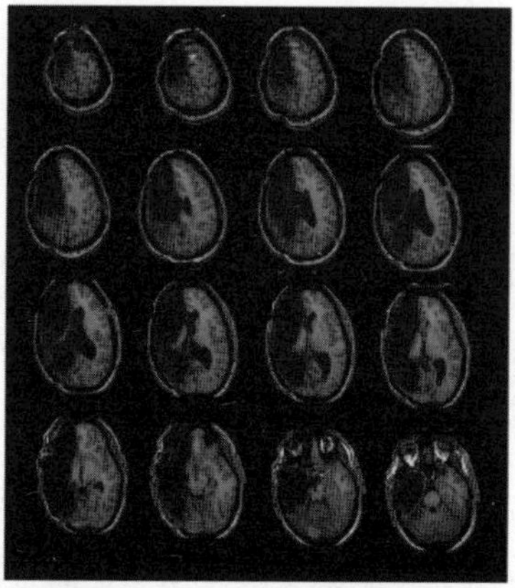

图 1.2　莉萨的大脑 MRI 图像。从中可以看出，脑脊液取代了她几乎完全消失的左半脑。

大脑和电脑还有一个重要的不同之处。在购买电脑时，你可以选择不同的操作系统（如 Windows、Linux 或 Mac OS）和软件程序，因为软件根本上独立于硬件，这一点也要感谢约翰·冯·诺依曼。与之相反，大脑的“硬件”和“软件”不可分割：“程序”存储在神经元之间的连接处，我们的学习过程就是这些连接处的改变过程。也就是说，事实上大脑改变了自身的“硬件”结构。我们会在谈到大脑可塑性时进一步探讨这个问题，因为神经元连接处的这些变化对大脑的学习能力和复原能力至关重要。

最后，了解大脑和电脑的不同“架构”很重要，我所说的“架构”是指不同部分作为整体的一部分是如何工作的。电脑是模块化架构，这意味着不同的零件具有不同的功能。图 1.3 是一块标明了各个零件名称的现代电脑的主板。这些零件各司其职，分别负责执行声音、联网、存储、CPU 等不同的功能。我们可以通过两种方法来识别模块系统。首先，我们可以便捷地拆卸和更换很多零件并用其他兼容的版本取代它们。如果有更快的 CPU 或更好的显卡，我只需要把它装上去并重启电脑即可，不出意外的话，电脑可以正常工作。其次，损坏其中一个零件通常只会产生特定的后果：如果我“小心翼翼”地弄坏网络芯片（确保不会损坏其他零件），那么电脑的声音功能仍会正常工作，反之亦然。

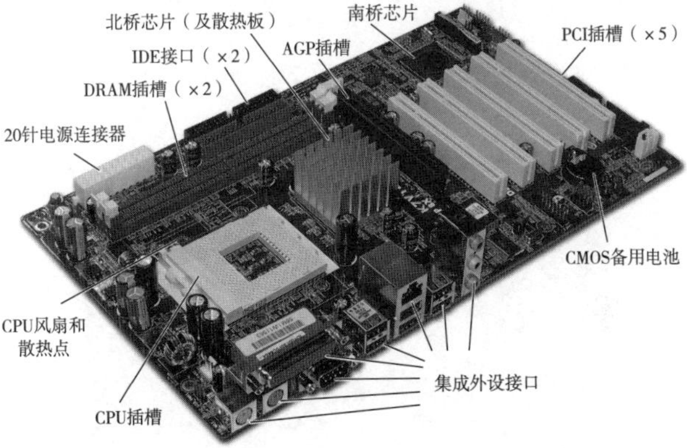

图 1.3 电脑主板示意图。不同于人类大脑，电脑是高度模块化的，每个零件都有特定的功能。DRAM= 动态随机存取存储器，IDE= 电子集成驱动器，AGP= 加速图形端口，PCI= 外设部件互连，CMOS= 互补金属氧化物半导体。

如果你不是神经科学家，那么你认为大脑也是模块化架构便情有可原。毕竟，我们经常听到神经成像研究谈论大脑的“奖励中枢”或“面孔区”。正如我将在下面进一步探讨的那样，在这些描述中，有一点是可信的，那就是，大脑功能在某种程度上是区域化的。左前额叶中风的人更可能有语言障碍（见图 1.4），而右顶叶受损的人更可能在空间意识和注意力方面有困难。不过，神经科学家现在已经认识到，没有一个大脑区域是独立运作的——大脑中不存在声卡或显卡的类似物。相反，你应该把大脑想象成一个施工队。施工队里有维持团队正常运转的总承包商和很多专业的分包商（如感知语音、进行空间定位或预测他人行为的专家）。然而，这些个体都无法独自建造楼房，他们只有通力合作，才能产生最终成果。对不同大脑区域之间沟通方式的研究，让我们对大脑的运作方式有了全新的思考：它并非一些“专家”的集合，而是一个集成网络。我们将在第三章探讨这一点。

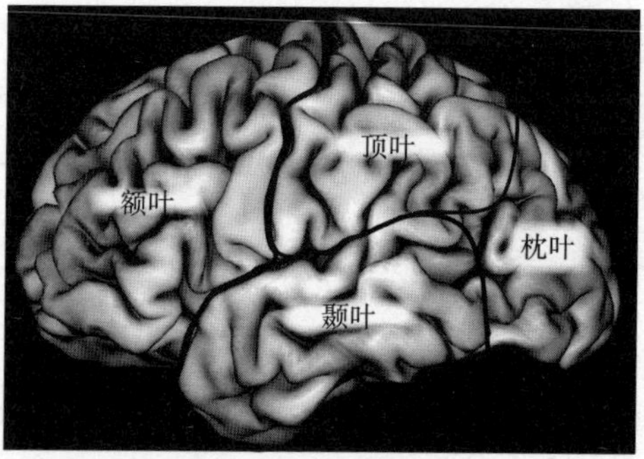

图 1.4　脑叶。在我的大脑表面图像上勾勒出来的示意图，由 MRI 数据生成。

大脑运算什么

虽然我们对大脑的运算方式有了些许认识，但仍有一个问题需要解决：我们对大脑投入的巨大能量能带来什么回报呢？简而言之，我们获得了适应能力。正如人类可以靠各种各样的食物茁壮成长一样（因纽特人以海豹肉和鲸油为生，太平洋的岛民吃芋头之类的含淀粉植物），人类大脑也能应付各种各样的认知环境和挑战。世界上能良好地适应特定生态位的生物体很多，但像人类这样能广泛适应各种环境的生物体很少。

我们认为，大脑具备适应能力的一个关键原因是，它能创建关于外部世界的预测模型。我们很容易将对周围世界的很多预测视作理所当然。当我沿着人行道行走时，谁也无法保证混凝土不会突然变成液体把我吞没，但在迈出下一步之前，我并不会思虑再三，因为我认为过去的经验能很好地指导未来。同理，当我向同事请教问题时，我认为他会用英语短句而非意大利歌剧答复我。这些不是确凿无疑的，但它们值得相信。只有当预测出现问题时，我们才会意识到预测模型是多么重要。

过去几十年的大量研究表明，大脑一直在对外部世界做出预测，也在纠正错误的预测。事实上，这些错误预测正是学习的关键；如果我们表现完美，而且世界总是符合我们的预期，那么何必做出改变呢？神经递质多巴胺是将学习与错误预测联系起来的关键物质之一。多巴胺不同于在特定神经元之间传递信号的神经递质。我们把多巴胺称作“神经调质”，因为它能改变其他神经元的行为方式，而非直接激活它们。多巴胺神经元深藏在大脑中央，每当外部世界发生意料之外的事情时，它就会发出信号。这些事情可能异于平常（图书馆里的大声喧哗），也可能违背了我们的预期，要么是好事（在人行道上捡到 100 元钱），要么是坏事（发现你的薪水低于预期）。多巴胺神经元不断地告诉大脑的其他部分，相较于我们的预期，世界多么美好。也就是，当这个世界超出我们的预期时，多巴胺神经元的活性就增强，而当世界令我们失望时，多巴胺神经元的活性就减弱。神经科学的一项重要成就是发展出了一种理论，这种理论通过强化学习过程，将多巴胺在“预测误差”编码中的作用与我们适应性地改进预测的能力联系在一起。我们将在讲述大脑如何进行决策的第七章中进一步讨论这个问题。

从大脑到思想

我们都明白大脑是什么，它是我们能看见和测量的一种组织，如果我们是神经外科医生的话，我们还有机会触摸它。但思想是什么？直觉上，我们都知道拥有思想是什么感觉，但它是由什么组成的呢？历史上，人们对这个问题的回答是：思想属于另一个世界。哲学家笛卡儿有一个著名的观点：思想（他真正所指的是“灵魂”）通过松果体与物质世界相连。松果体是大脑深处的一个小型结构。但非物质世界怎样和物质世界互动呢？这个问题一直困扰着二元论——它主张思想与物质世界无关。

二元论在神经科学时代难有作为。我们越了解大脑的工作原理，就越清楚思想和大脑实质上是一回事。脑电刺激研究很好地证明了这一点。研究人员一般会刺激动物的大脑并记录数据，但这些动物无法直接告诉我们它们的感受。然而在极少数情况下，研究人员能够直接研究电刺激对人类大脑的影响。当某人有严重的癫痫时，外科医生有时会尝试切除其大脑中导致癫痫发作的部分——莉萨被切除了整个左半脑，但通常情况下，患者只会被切除一小部分脑组织，这将大大降低手术对人体功能的有害影响。虽然外科医生的目标是切除导致癫痫发作的脑组织，但却很难从外部辨别出哪个部分是有问题的，因此，他们有时会在患者的大脑中植入电极，并在一周或更长时间内记录这些电极传递的数据。在此期间，患者坐在医院里，脑袋上缠着绷带，等待着癫痫再次发作，他们通常很愿意通过参与研究来打发无聊的时光。

研究人员可以做的一件事就是，向患者大脑中的电极输入微量电流来刺激其大脑。这不足以诱发癫痫或损害大脑，但足以以激进或古怪的方式改变患者的意识体验。我的同事约瑟夫·帕维齐和卡兰妮特·格里尔-斯佩克特在一位癫痫患者身上做了一个实验，他们刺激了包括患者的“面孔区”在内的部分脑组织。和论文同时公布的患者体验视频表明，少量电流就能改变他们的意识体验：

帕维齐：看着我的脸，告诉我当我这么做的时候你有什么感觉，好吗？准备。（没有刺激。）

病人：没感觉。

帕维齐：我会再做一次，看着我的脸。准备。（向患者的“面孔区”输入4毫安电流。）

病人：你刚才变成了另一个人。你的脸变形了。你的鼻子歪到了左边。你看起来像我以前见过的一个人——我在一次旅行中见过的一个人。[4]

不需要动手术，使用一种被称为经颅磁刺激的技术就可以刺激大脑，尽管这种刺激的针对性不是很强。经颅磁刺激指的是在颅骨上放一个电磁线圈，然后向线圈输入持续时间极短（不到千分之一秒）的脉冲电流。当电磁体产生脉冲时，线圈之下的磁场以及正下方的脑组织会迅速发生变化。切记，神经元是电流的导体，就像小小的生物电线。物理学告诉我们，一个不断变化的磁场会在导体中产生电流，也就是说线圈下方的神经元会有电活动。如果脉冲足够强，就可能诱发癫痫，但研究人员使用的脉冲很弱，因此，它们能在改变大脑活动的同时避免诱发癫痫。通过使用不同强度的脉冲，研究人员能刺激线圈下方的神经元，也能让这些神经元停止活动。

我在20世纪90年代亲自体验过经颅磁刺激，当时，我志愿参与我的博士后同事约翰·德斯蒙德主持的一项实验。约翰希望用经颅磁刺激来检验干扰大脑顶叶中的特定区域是否会影响记忆能力，也就是我们所说的工作记忆。在实验中，研究人员会给我看一组字母，我必须记住它们，并在几秒钟后说出它们。在几次尝试中，他会用经颅磁刺激刺激我的顶叶，希望扰乱那里的活动，扰乱我的记忆。我认为经颅磁刺激对我的记忆并没有很大的影响，但它确实产生了另一种非常显著的效果：每当他开启经颅磁刺激的时候，我的半个舌头就像尝到了金属味的东西。这表明，经颅磁刺激脉冲也能刺激脸部负责感知味觉的神经，从而使我产生这种体验。这同时凸显了用经颅磁刺激来研究大脑所面临的一项挑战——它的影响相当广泛，但最多只针对一个大致相当于高尔夫球大小的区域，也经常会刺激大脑外的神经或肌肉。

研究思想

我前面说过，大脑和思想完全是一回事，这可能会让你以为研究思想和研究大脑也是一回事，但并非如此。我们称大脑研究人员为“神经科学家”，而称思想研究人员为“心理学家”。我特别要提一提实验心理学家，他们用实验的方法，通过检验关于人们在某些情况下的行为的假设，试图弄明白思想是如何发挥作用的。这是我最初的研究领域，直到1995年作为博士后来斯坦福大学工作后，我才开始用神经成像研究大脑。

实验心理学研究的一个优秀案例是圣路易斯华盛顿大学心理学家杰夫·卡尔匹克和人称“罗迪”的亨利·勒迪格共同开展的一项研究：我们如何才能最有效地学习和记住新信息。[5]在这项研究中，他们会给受试者看一些有关海獭、太阳等各种话题的短文章。受试者被分为三组：第一组受试者被要求阅读四遍文章（没有任何测试）；第二组受试者被要求阅读三遍文章，并就文章内容接受一次测试；第三组受试者被要求阅读一遍文章，并接受数次测试。随后，研究人员询问所有受试者自认为对材料的记忆程度如何，结果清晰地表明，第一组受试者对自己掌握的知识更有自信。研究人员还在五分钟和一周后分别对三组受试者进行了记忆测试。即时测试的结果与受试者的自我预测一致：多次阅读文章的人记得更牢。然而，一周后的测试结果截然相反：自信满满的受试者忘得最多，而只阅读了一遍文章的受试者却记得最牢。根据这项研究，研究人员提出了一个理论：回忆信息实际上是巩固记忆以形成长期记忆的最有效的方式。

有一点非常关键，那就是，虽然勒迪格和卡尔匹克研究的是大脑的工作原理，但他们并没有直接检测大脑，他们的论文也从未提及大脑。你可以通过检测行为来研究大脑，而不必观察大脑本身。不过，现在大多数心理学研究人员认为理解思想的最好方法是同时研究行为和大脑。这也是认知神经科学的基本观点，我认为自己是这一领域的一员。

神经成像诞生之前的认知神经科学

本书的主题“神经成像”是当今认知神经科学最重要的研究工具。然而，早在神经成像出现以前，认知神经科学就存在了。

据说“认知神经科学”这一名称是迈克尔·加扎尼加和乔治·米勒在 20 世纪 70 年代末同乘一辆出租车时想出来的。米勒是著名的实验心理学家，也许最为人所知的就是他在 1956 年发表的论文《神奇的数字：7 ± 2》。该论文指出，人类一次只能处理不同领域内的少量信息（通常是 7 件事）。加扎尼加被认为是认知神经科学之父，他以研究“裂脑”患者而闻名。该研究表明了两个半脑是如何各自独立工作的。这两位研究人员所设想的科学领域将结合心理学和神经科学的研究方法，以更好地理解大脑是如何产生思想的。

在神经成像出现之前，了解大脑功能的唯一方法是研究脑损伤患者，并检测特定损伤是如何引发特定的认知问题的。这种方法最早出现在 19 世纪，当时保罗·布罗卡和卡尔·韦尼克等欧洲神经科学家检测了中风患者去世后的大脑，发现不同的中风位置对应不同类型的语言功能障碍。从某种意义上说，这是大自然在替我们做实验。不过，大自然是一个不可靠的实验伙伴：中风可能是广泛而混乱的，因此，其结果往往很难解释。但在极少数情况下，大自然的实验的针对性可能极强。少数乌－维氏综合征患者提供了很好的例子，来自加州理工学院的拉尔夫·阿道夫及其同事数年来一直在研究这些患者。这种疾病主要影响皮肤，但对大脑也有特定影响，可导致杏仁核退化，而杏仁核与情绪和恐惧有关。这些患者有正常的智力，其中大多数人也有正常的认知功能，但他们确实表现出一种特定的缺陷：他们中的大部分人不懂得恐惧。在一项研究中，研究人员向一位乌－维氏综合征患者（她的姓名缩写是“S. M.”）展示了会让我们大多数人瑟瑟发抖的刺激物：活生生的蛇和蜘蛛，鬼屋以及《女巫布莱尔》和《闪灵》等恐怖电影的片段。[6]这些东西都无法令她感到困扰。事实上，研究人员报告说，在鬼屋里，“她用微笑、大笑回应怪物，还尝试和它们交谈”。[7]经确认，这些患者唯一恐惧的东西是窒息。这类研究给我们提供了与恐惧体验有关的大脑系统的重要线索。研究人员也用这种方法研究了很多其他心理功能，受试者是有各种脑损伤或大脑疾病的患者。脑损伤研究仍旧在认知神经科学领域起着至关重要的作用，因为它们能让我们提出有针对性的问题：特定的大脑区域对特定的认知功能来说是必要的吗？神经成像无法回答这个问题——一个人在执行一项任务时，某个大脑区域会变得活跃，但该区域的损伤有时实际上并不会损害他执行任务的能力。

幸运的 fMRI

自研究人员在 20 世纪 90 年代早期发明 fMRI 以来，它就超越了认知神经科学的其他所有方法，包括脑损伤研究和其他神经成像方法。回顾历史，fMRI 的出现令人惊讶。它的成功取决于一系列恰到好处的化学和生物学成就，就像大自然也在帮助我们更容易地（尽管只是一点点）理解大脑的工作原理一样。

使 fMRI 成为可能的第一个生物学事实是，神经元放电范围仅限于整个大脑。以大脑中处理视觉信息的区域为例，神经科学家非常有创意地将其称为“视觉皮质”。在大脑的这一区域中，不同的区块对不同的外部视觉信息做出反应。大脑中的一个区域——在颞叶中（听觉皮质）——对声音做出反应，还有一个区域（运动皮质）能使我在打字时移动手指。大脑的不同区域似乎主管不同的事情（也就是说，大脑具有一定的模块性，我们之前讨论过这一点），功能的区域化最终使我们仅仅通过观察大脑活动就能解码一个人在干什么或想什么——我之前介绍过解码的概念。可以想象，进化或许会以完全不同的方式构造大脑，将每种功能平均分配给每个区域。事实上，直到 20 世纪中叶，有些非常著名的神经科学家（比如卡尔·拉什利）依然相信这种观点。然而，特定脑损伤对特定人体功能的明确影响，最终让神经科学界相信了大脑功能的区域化，至少在某种程度上是这样。

使 fMRI 成为可能的第二个生物学事实是，个体大脑的组织方式比较类似。每个人（事实上几乎是所有哺乳动物，除了鸭嘴兽或针鼹等单孔目动物以外）的大脑后部都有视觉皮质接收来自眼睛的输入信号，进行与视觉相关的活动。同理，大多数哺乳动物的大脑额叶边缘也都有控制手、触须、爪子或蹼的运动皮质。同样，我们可以再次想象，进化过程给了我们随机的、随意的大脑区域组织，这些区域在不同个体之间有所不同，就像花斑猫身上的斑点一样。如果是这样的话，我们就很难结合个体的神经成像数据，通过求平均值获得统计功效。我们也不能对照动物研究的结果，从而更好地洞悉特定大脑区域里正在发生什么。实际上，动物研究已经为 fMRI 研究的结果提供了重要的证明。人类个体的神经成像数据远非完全一致，但它们足够整齐，足以让我们把不同个体的数据放到一起，进行整体分析。

使 fMRI 成为可能的第三个生物学事实是，神经元放电会导致局部的血流量发生变化。当特定大脑区域的神经元变得活跃时，附近区域的血流量就会增加（虽然我们还没有完全理解为何如此）。如果没有如此明显的区域化特征，我们虽然能看到血流量的变化，但却不能将之与引发变化的神经元联系起来。

从某种重要意义上说，这种由活跃的神经元区域导致的血流量变化是一种过度反应——至少就氧气而言。这是使 fMRI 成为可能的最后一个生物学事实。血液给神经元带来了很多重要的物质，其中最重要的是葡萄糖和氧气。我们发现，大脑似乎能提供恰当数量的葡萄糖以弥补神经元放电时所消耗的能量，但它输送的氧气远远超过神经元的消耗量。虽然学术界对其中的细节存在激烈争论，但我们确信，正是血液的这种过量含氧使我们能用 fMRI 检测神经元的活动。

诺贝尔奖得主、化学家莱纳斯·保林在 20 世纪 30 年代发现了使 fMRI 成为可能的化学基础。他当时正在研究血红蛋白分子的磁性，血红蛋白分子是血液中负责输送氧气的分子。他发现，含氧血红蛋白（它是新鲜血液呈现红色的原因）没有磁性，但脱氧血红蛋白具有顺磁性。顺磁性物质本身不是磁体，但能在磁场中呈现出磁性。比如，回形针本身没有磁性，但它被放到磁铁旁边时，就会变得有磁性。鉴于血液的含氧量与磁性特征的关系，研究人员用MRI（以特定的方式）检测其中的差异，从而发明了fMRI。

神经成像无能为力的事

虽然fMRI展现了令人难以置信的力量，但自2007年以来，人们对它的使用始终超出了其实际适用范围。2007年11月11日，《纽约时报》刊登了一篇题为“这就是你们的政治头脑”的专栏文章。[8] 文章作者是知名的神经科学家和政治学家，他们报告了一项研究的结果。在这项研究中，他们用fMRI检测了所谓“中间选民”观看当年美国大选初选期间候选人的视频片段时的大脑活动情况。根据这些选民在观看视频时被激活的大脑区域，他们得出了一些有关选民情况的一般结论。文章的一个结论是：

选民对希拉里·克林顿的情绪相当复杂。在问卷调查中认为克林顿夫人不讨喜的选民似乎并没有完全接受自己对她的评价。在观看关于她的视频时，这些选民的前扣带回皮质表现得极为活跃。前扣带回皮质是大脑的情绪中心，当一个人感觉自己被要求必须从两种不同的行动方案中二选一时，它就会被唤醒。他们似乎在和喜欢克林顿夫人的隐秘冲动作战。相反，那些认为她比较讨喜的选民在观看她的视频时，前扣带回皮质并不太活跃。

以下是关于巴拉克·奥巴马的结论：

在问卷调查中，选民对奥巴马先生的评价相对较高，但在观看视频前的奥巴马先生的静态图像时，男女选民的大脑活动比观看其他候选人的图像时都要和缓一些。奥巴马先生的视频导致男性选民大脑中与积极情绪相关的一些区域被激活，但在女性选民的大脑中却没引发什么变化。

读到这篇文章时，我非常气愤。我专门研究神经成像数据能反映以及不能反映的各种事情，得出的最明显的结论之一就是：就其本身而言，一个特定大脑区域被激活，并不能表明它的主人是否正在经历恐惧、被奖励或其他心理状态。事实上，当人们声称特定大脑区域被激活表明其主人正在经历恐惧或被奖励的心理状态时，他们犯了一个基本的逻辑错误，也就是我们现在所说的反向推理。我担心《纽约时报》专栏文章对 fMRI 数据的这种轻率解释会让读者错误地认同这种推理，也会让其他领域的科学家对认知神经科学嗤之以鼻。

反向推理有何问题？以发烧为例。假设我们发现孩子发烧了，我们其实无法判断他得了什么病，因为很多不同的疾病都会引起发烧症状（流感、肺炎、细菌感染，仅举几例）。相反，假设我们看到了突起的圆形红色皮疹，我们就能断定这是由癣菌病引起的，因为很少有其他疾病会引起这种特殊症状。在对大脑活动进行解释时，我们同样需要提出类似的问题：有多少种不同的心理过程可能会引起这些大脑活动？如果我们知道只有心理冲突才能激活前扣带回皮质，我们就可以根据前扣带回皮质的活动情况，比较明确地得出“观看希拉里·克林顿视频的人正在经历心理冲突”的结论。相反，如果很多事情都能激活该区域，那么我们就不能明确地得出这一结论。图 1.5 列举了这两种不同情况。我在 2006 年出版的作品中表明，单个大脑区域并非只对应于一种心理功能（换言之，它更像发烧而非圆形皮疹），因此，这种简单的反向推理是有问题的。[9] 前扣带回皮质就是最好的例子。纵观后来数以千计的神经成像研究的成果，我们发现其中约有 1/4 的研究提到了该区域被激活，而这些研究囊括了许多不同类型的认知任务。[10] 这意味着我们根本无法根据前扣带回皮质的活动情况来判断一个人在干什么。

在本书中，我会回归“心理状态和特定大脑区域的活动之间并不存在简单的一对一映射”的事实。我们将会看到，有时用 fMRI 解码一个人的思想是可能的，但这需要复杂的统计分析和详细的解释。

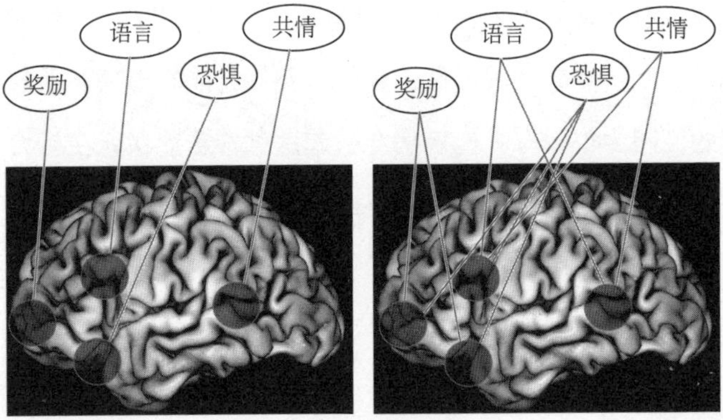

图 1.5　你能根据被激活的大脑区域推理出相应的心理功能吗？如果大脑区域和心理功能之间存在一对一映射，如左图所示，那么基于被激活区域的反向推理是可能的——杏仁核被激活意味着主人正在体验恐惧，腹内侧前额叶皮质被激活意味着主人正在被奖励。然而，大脑的组织方式实际上更接近右图所示——所有心理功能都牵涉多个大脑区域。针对不同的心理功能，这些大脑区域的组合方式也不同。

全书阅读指南

本章旨在为认知神经科学家提出的各种问题提供一些背景知识，以此奏响我们用神经成像来验证它们的序曲。在本书的其余部分，我会讲述神经成像是如何产生的，它能告诉我们什么，它不能告诉我们什么，以及它前景如何。

本书的第一部分关注的是神经成像作为大脑和思想的研究工具的发展。我会在第二章叙述 20 世纪 80 年代的研究人员是怎样开始使用一种被称为 PET（正电子发射型计算机断层显像）的方法来研究大脑活动与心理功能的相关性的，其基础正是前述“大脑活动与血流量有关”的观点。基于生物学、化学和物理学的奇妙融合，他们的发现催生了 fMRI——如今测量人类大脑活动的最主要的技术。我会在第三章讨论 fMRI 是如何从一种新技术发展成神经科学的最强大工具的。我们会看到研究人员是如何利用它来测量大脑活动并提出有关大脑组织方式的具体问题的。在第四章中，我会进一步探讨 fMRI 是如何被用于解码心理活动以期实现“读心”的目标的。我会在第五章探讨 fMRI 是如何向我们展示经验改变大脑的方式以及个体大脑随时间而变化的过程的。

本书的第二部分聚焦于神经成像在实验室之外对世界的影响。在第六章中，我将讨论目前在法庭上使用神经成像证据的尝试，包括尝试用 fMRI 进行测谎以及这种尝试暂时还行不通的原因。我会在第七章探讨如何运用神经成像方法更好地了解人类的决策过程，并最终通过消费神经科学的研究，更有效地实现销售目标。在第八章中，我将探讨认知神经科学在提高我们对精神疾病的理解方面所发挥的作用，以及将精神疾病和成瘾症视作大脑疾病所面临的伦理和社会挑战。

最后，我将在第九章讨论 fMRI 的未来，以及如何用其他新方法来克服其局限性。

第二章

看得见的思想

通常，头被砖块砸到这种事并不能在科学史上占据一席之地，但意大利人米歇尔·贝尔蒂诺就遇到了这样的事。1877 年的一天，他站在村庄里的钟塔旁边，塔顶的一名工人从大约 40 英尺[①] 的高处扔下来一块砖，砸到了贝尔蒂诺的头。你可以想象，在没有抗生素和清洁手术的年代，这肯定是致命的，但贝尔蒂诺活了下来，尽管存在一个小问题：由于当时重建手术尚未出现，他的颅骨上留下一个洞。在发生事故的几个月后，恢复健康的贝尔蒂诺去拜访都灵大学的教授兼医师安杰洛·莫索。莫索发明了一种测量血压的方法，他通过贝尔蒂诺颅骨上的洞去测量后者的大脑脉动。他做过很多不同的测量，其中几次测量的是贝尔蒂诺在思考时其大脑中发生了什么，这几次测量对神经科学至关重要。莫索发现，思考导致了贝尔蒂诺的大脑脉动加剧——他的手腕脉搏没有变化（见图 2.1）。莫索由此想到了脑循环与心理活动是相对应的——他出版了著作《论人脑中的血液循环》，这在 19 世纪 80 年代是革命

① 1 英尺 =12 英寸 =0.3048 米。——译者注

性的思想。

莫索的下一个实验性举动同样是未来的预兆。他推断，如果心理活动会引起大脑中血流量的增加，那么头部与身体的相对重量也会改变。为了对此进行检验，他建造了一种他称之为“人体循环平衡”的装置，这种装置基本上就是一张以几何中心作为平衡点的床——尽管它实际上要复杂得多，因为他必须平衡由呼吸造成的床的活动。一旦受试者躺在床上的时间足以让血液流遍全身，他就让他们阅读从简单（报纸文章）到复杂（哲学或数学文章）的材料。他发现，随着受试者心理活动强度的提升，原本平衡的床渐渐向头部倾斜。这些非正式实验提供了一些证据，但也留下了很多问题。不过，雷丁大学的戴维·菲尔德和劳拉·英曼对血液循环模式的现代化重建证实了莫索的观点。[1] 他们建造了一种类似的装置，在其前端底部用灵敏的天平来检测台面的运动。在一次测试中，他们让受试者屏住呼吸。这会导致受试者血液中的二氧化碳含量增加，大脑的血流量随之增加。通过观察天平，他们可以看到台面前端的重量在受试者屏住呼吸（引起血流量增加）时缓慢上升，这表明他们的平衡装置能够成功地测量大脑的血流量。随后，他们检验了心理刺激是否能引起类似的血流量变化。在一次实验中，受试者受到了持续 2 秒钟的听觉刺激（音乐）；而在另一次实验中，受试者在接受听觉刺激的同时观看用微软的媒体播放器生成的音乐图案。研究人员发现，受试者的大脑血流量在只有听觉刺激的实验中并未明显增加（可能是因为他们的实验设计有问题），而在有听觉 / 视觉刺激的实验中确实增加了。菲尔德和英曼的实验结果证明，莫索确实建造了一个 19 世纪版本的大脑成像系统，尽管它对整个大脑进行测量的手段十分粗糙。

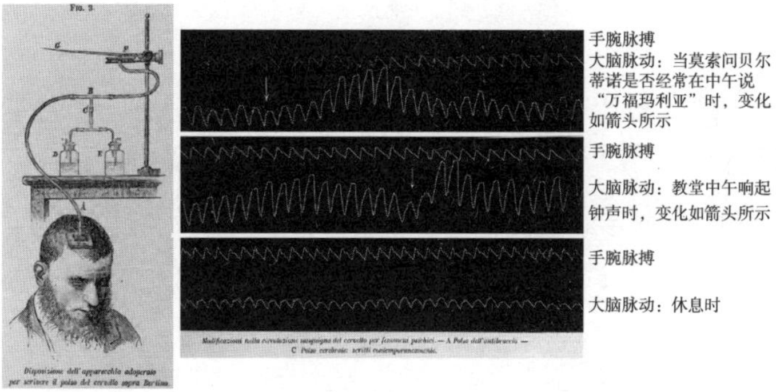

图 2.1　安杰洛 · 莫索对贝尔蒂诺的大脑脉动进行测量。莫索著作中的一幅插图（左）展示了他用来测量贝尔蒂诺的大脑脉动的装置图；另一幅插图（右）显示了贝尔蒂诺应对不同事件大脑脉动的变化情况（下方曲线），但他的手臂血压一直保持不变（上方曲线）。

莫索的发现还启发了其他研究人员用动物模型来研究人类大脑血流量，其中包括查尔斯 · 谢灵顿（后因在神经元功能方面的发现于 1932 年获得诺贝尔奖）和 C. S. 罗伊，他们都于 19 世纪末期在剑桥大学工作。他们开始通过研究狗、猫、兔子的大脑，来了解影响大脑血流量的因素。在很多实验中，他们发现大脑脉动仅仅反映了脑外血压的变化；但有一个实验提供了大脑中血流量控制的关键证据。（警告：以下内容不适合动物爱好者阅读。）一只狗被放血而死，它的大脑被磨碎后混入盐水溶液。研究人员的想法是，当血流量很小时，脑组织会释放出化学物质，而这些化学物质会导致健康生命体的大脑血流量增加。随后研究人员将这种混合物注入另一只狗的血液中，并测量了其脑循环和体循环中的血流量。他们发现，这只狗的大脑膨胀了，这是血流量增加的迹象，但它的脑外血压并没有改变。他们由此得出结论：

> 在我们看来，这些事实表明存在一种自动机制，通过这种机制，大脑中的所有区域的血液供应，都会随着构成该区域功能作用基础的化学变化而变化。考虑到有充分的证据表明大脑的功能具有区域化特征，我们认为，上述根据功能作用的不同而提供不同的血液供给的自动机制同样如此。[2]

罗伊和谢灵顿不知道的是，他们所揭示的机制在100多年会让神经科学家得以看见“活生生”的思想，其细节水平他们几乎无法想象。

认知神经成像的诞生

尽管莫索、罗伊和谢灵顿等人对工作充满热情，但直到20世纪80年代，随着PET的出现，通过测量血流量来理解思想的观念才真正占据上风。[3]PET充分利用了这一事实：特定放射性同位素在分解时会释放出一个被称为正电子（也叫阳电子）的粒子。被射出的正电子会在短距离运动后撞上一个电子，然后发生湮灭，从而产生两个反方向运动的高能光子。为了创建 PET 图像，研究人员会为受试者注入一种放射性示踪剂，并在其头部周围摆一圈探测器用以探测发射的光子，同时跟踪探测器环被击中的位置。PET 的“断层扫描”指的是这样一种方法：人们可以根据这些光子通过大脑的路径信息，来重建放射性衰变最明显的位置的图像。

PET 扫描仪现在在医院中被普遍使用，特别是在癌症检测方面。其原因在于，和健康组织相比，肿瘤往往会有比较大的血流量和葡萄糖消耗量。血液会携带我们注入的放射性示踪剂（如放射性水）流动，而血流量增加的区域最终会接收更多的示踪剂，这样的话，我们就会在 PET 扫描仪的图像上看见更明显的放射性衰变。同理，如果将放射性同位素附着在葡萄糖分子上，我们就能生成葡萄糖消耗量增加的区域的图像。事实证明，在这两种情况下，神经元都很活跃，因此 PET 能被用来创建神经元的图像，虽然大多数研究使用的是衰变更快的放射性氧（大约 2 分钟，而以放射性氟标记的葡萄糖大约要用 2 小时）。

神经成像首次被用于心理功能研究源于两位研究先锋的合作。他们来自不同领域，但都受到了一位不可能的“红娘”的鼓动。其中一位研究先锋是著名神经科学家马库斯·赖希勒，你会在本书的多个地方看见他的名字（见图 2.2）。赖希勒是一位训练有素的神经科医生，越南战争期间，他在航空航天医学院任职，于 1971 年转至圣路易斯华盛顿大学，之后一直在那里任教。[4] 他在 20 世纪 80 年代早期见证了 PET 扫描仪的发明，推动该发明的主要是圣路易斯华盛顿大学的另一位年轻研究员迈克尔·费尔普斯。费尔普斯和赖希勒在米歇尔·特尔-波戈森实验室一起工作过。既然费尔普斯和特尔-波戈森为 PET 发明了物理机械（通常被称为“相机”），那么赖希勒和他的团队就有责任为分析 PET 数据发明一些新技术。

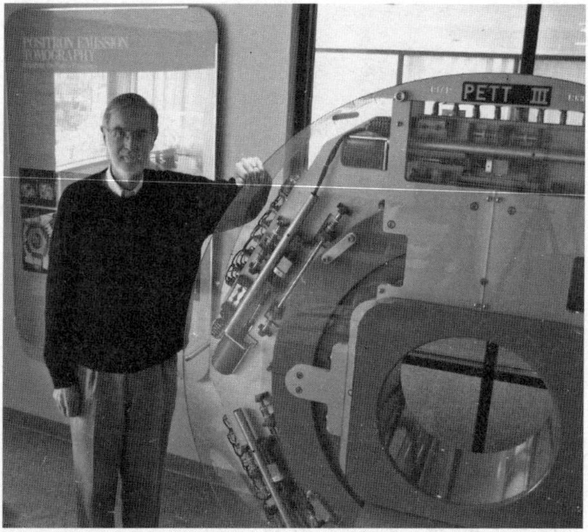

图 2.2　圣路易斯华盛顿大学的马库斯·赖希勒博士和一台早期 PET 扫描仪。

二人组中的另一位是来自俄勒冈大学的认知心理学先驱迈克尔·波斯纳。波斯纳早期通过反应时间研究，对认知的很多不同方面进行了探讨，如注意力、记忆和分类。后来，他开始饶有兴致地研究产生这些功能的基础，即大脑系统，最终以合作者的身份加入了圣路易斯华盛顿大学团队。波斯纳也和赖希勒有特别的联系：波斯纳的哥哥、纽约神经科医生杰里早年曾是赖希勒的导师。正如波斯纳在自传中所说："神经成像研究开始之初，我在圣路易斯华盛顿大学神经内科和神经外科系的 3 年时间里，杰里弟弟这一身份帮我融合了心理学和认知神经科学这两个领域，我所在的系当时对此都持怀疑态度。"[5] 这段话表明，心理学、认知神经科学和影像学的融合有时会令人不安：很多神经科学家和影像学家仍然认为，人们无法对转瞬即逝的思想进行科学研究。

还有一个人在科学领域没什么作为，但在神经成像诞生的过程中发挥了至关重要的作用，他就是圣路易斯的航空业先锋詹姆斯 · S. 麦克唐纳（家人和朋友称他为"麦克先生"）。麦克唐纳是航空业的巨头，先后创办了麦克唐纳飞行器公司和麦克唐纳 · 道格拉斯公司，但他一直对思想和超自然现象充满兴趣。按照麦克唐纳儿子的说法就是：

> 在人类认知领域，他终生着迷于大脑和思想的工作机制。听说圣路易斯华盛顿大学的团队研发出 PET 后，麦克先生立即召集该大学的顶尖科研人员开会讨论神经元活动如何影响心理活动和行为。他要求在场人员准备一份真正的革命性研究提案供麦克唐纳基金会审议。当 1980 年 5 月科研人员拿出提案时，麦克先生已经中风一次，此后他因接连中风于同年 8 月逝世。尽管如

此，他仍要求科研团队继续完善提案，并拨款 500 万美元，用于资助大脑高级功能研究中心，这是他在进入下一阶段（他对死亡的特别说法）之前的最后举动之一。[6]

迈克尔·波斯纳对当时情况的描述略有不同：

詹姆斯·S. 麦克唐纳希望创立一家研究超感知觉的机构，但圣路易斯华盛顿大学方面不同意。相反，后者赞成建立大脑高级功能研究中心。一位研究大脑功能的心理学家正如他们所希望的那样神秘，而马库斯·赖希勒和他在圣路易斯华盛顿大学的同事也都认为，用 PET 来阐明高级心理功能问题很重要。[7]

正是麦克唐纳基金会提供的资金使赖希勒和波斯纳以及他们的实习生史蒂文·彼得森和彼得·福克斯之间的合作得以顺利开展。在接下来的几年内，麦克唐纳基金会不但提供了培训支持，还给认知神经科学领域的很多科研人员提供了资金，我也是受益者之一。

圣路易斯华盛顿大学团队的研究颠覆了我们研究思想与大脑之间关系的方式。他们遵循的一个最重要的思想是“扣除法”。最早提出这一概念的是 19 世纪的荷兰心理学家 F. C. 东德斯，他致力于研究不同心理过程所需要的时间。为了理解扣除法，假设我们想知道大脑处理词意需要多长时间。为了对时长做出判断，受试者需要完成某种处理词意的认知任务，以便我们测量该过程需要的时长。假设我让受试者尽快告诉我一个单词是动物名还是植物名——这显然要求受试者理解这个单词的意思。我请受试者按下键盘上的两个按键之一来作答。假设我给出的单词是“胡萝卜”，受试者用 800 毫秒（4/5 秒）按下了正确的按键。我们不能就此推断词意处理需要 800 毫秒，因为该过程中的其他方面也需要时间，比如用眼睛看单词、识别字母以及按下按键。东德斯认为，通过比较不同的心理任务，他能用它们各自的反应时间来判断心理过程中的不同“阶段”所需要的时间。例如，为了判断处理词意的过程所需要的时间，我们可以比较受试者在动物名 / 植物名任务中的反应时间，与完成另一项任务，即受试者判断一串字母是单词（比如“piglet”）或不是单词（如“flxvbd”）所需要的时间。不同任务所需要的反应时间的差异，能让我们“扣除”任务中的很多其他方面——如用眼睛识别字母以及按下按键所需要的时间，从而确切地判断理解词意所需要的时间。

圣路易斯华盛顿大学团队采纳了东德斯的扣除法，并将之应用到与反应时间全然不同的大脑活动上。1988 年，他们在著名期刊《科学》和《自然》上发表了两页纸的研究成果。[8] 在一组实验中，他们让受试者完成一组旨在区别语言处理各个方面的任务。最简单的任务是被动地观看屏幕上的单词，比较简单的任务是盯着屏幕上的固定点（一个“+”符号），而比较复杂的任务则包括大声读出单词或者生成与屏幕上的名词意义相关的动词。每个受试者都接受了几次扫描。扫描时，研究人员先给受试者注射以放射性氧标记的水，然后要求他们执行时长为 40 秒钟的不同任务，与此同时，研究人员会用 PET 扫描仪检测受试者大脑的放射性。生成的图像显示了受试者在执行任务期间大脑的整体血流量——其中一些与执行任务有关，但大部分与执行任务无关，只是反映了脑组织的高代谢需求。为了弄清楚参与不同心理过程的是哪些大脑区域，他们要“扣除”执行某些任务的图像——动词生成任务期间所得的图像和读单词任务期间所得的图像之间的差异，表明了大脑为了生成相关动词所需要的理解词意的额外活动。

得到这些数据后，还必须解决一个问题。幸运的是，赖希勒的团队已经在着手研究了。他们面临的挑战是找出求多人数据平均值的办法，以克服个体差异导致的数据“噪声”。在大小和形状方面，每个人的大脑各不相同。此外，每个人的头部在 PET 扫描仪中的位置也略有差别。因此，为了求平均值，研究人员必须设法将这些个体数据与一个通用参考框架结合起来。为此，赖希勒及其团队使用法国神经外科医生让·塔莱拉什发明的一种方法，将不同的大脑图像排列在了一起。他们利用 PET 扫描期间同步得到的 X 射线图像，移动并拉伸 PET 图像（好比大脑的一组扁平切片），直到 PET 图像与塔莱拉什开发的大脑图谱相匹配，这样一来，所有的大脑图像大致都能对上。然后，他们就能求取来自不同个体的数据的平均值，并计算统计数据，以找到他们确信其活动是信号而非噪声的区域。

利用这些方法，该团队确定了一组大脑区域，它们在完成特定认知任务对的过程中活动情况有所不同。通过比较受试者在最简单的单词任务（看单词或听单词）中和盯着屏幕上的固定点时的大脑活动情况，他们确定了大脑视觉皮质和听觉皮质的活动区域。这不是什么新发现，但却让大家坚信这种方法是有效的。当他们研究生成动词时比读单词时表现得更活跃的大脑区域时，真正的惊喜出现了。卡尔·韦尼克开创的脑损伤研究表明，意义处理主要发生在大脑的颞叶中（见图 2.3）。但 PET 数据显示的结果并非如此——在意义处理中，比较活跃的区域是额叶中的两个不同区块。不管受试者是读单词还是听单词，表现活跃的都是相同的大脑区域。这一发现开启了长达 10 年的研究，以探索前额叶皮质在意义处理中的作用——10 年后我也参与了这种探索，开始了神经成像研究。现在，我们认为前额叶皮质的不同区块在语言处理中起着不同的作用，一个更靠前的区块对检索词意来说至关重要；研究人员认为意义本身主要存储在颞叶之中。彼得森团队的研究成果之所以一石激起千层浪，部分原因在于，他们首次公布了对大脑认知过程的初步理解，而另一部分原因则在于，他们表明了神经成像事实上能告诉我们一些从人类脑损伤研究或动物研究中无法获悉的东西。

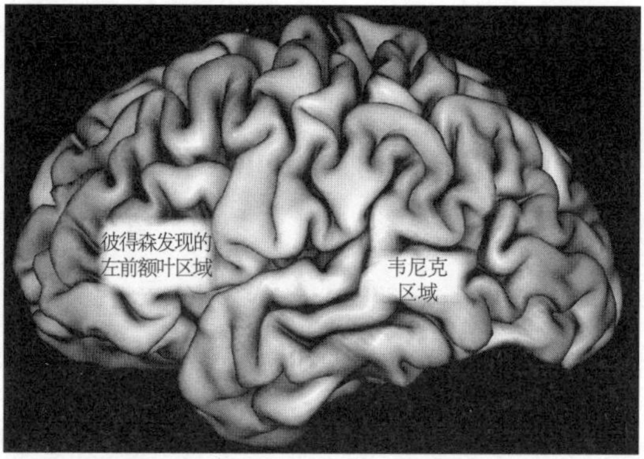

图 2.3　韦尼克区域（研究人员期望在这里找到与意义处理相关的活动）和彼得森团队发现的在意义处理过程中被激活的左前额叶区域。

新成果带来的兴奋很快就被 PET 的某些固有局限所冲淡。首先，它需要将受试者暴露在放射性中，这限制了来自个体的数据量，也意味着不能对儿童进行扫描。其次，PET 设备非常昂贵，而且很难买到。最后，PET 存在分辨率问题。在现代社会，1 000 万像素以上的数码相机非常普遍。像素越高越好的原因是，它能提供更高的空间分辨率，也就是说，它能让我们辨别出图像中更小的物体。相对于远景中指示牌上的字母可能模糊得难以辨认的老式相机来说，空间分辨率有所提高的现代相机可以帮助我们更好地辨认这些细微特征（见图 2.4）。PET 的空间分辨率大约是 1 厘米，这比大多数脑组织要大得多。例如，大脑皮质由很多被称为“皮质柱”的小单元组成，一个皮质柱就是一组紧密相连、处理类似信息的神经元。在对视觉运动敏感的大脑区域中，每个皮质柱都对特定方向的运动很灵敏。这些皮质柱的宽度都不超过 1 毫米，这意味着我们需要有比 PET 高得多的空间分辨率才能识别它们。

除了拍摄清晰的大脑活动图像，我们还想提高拍摄速度。影响拍摄速度的是时间分辨率。假设我们要拍摄奥运会 100 米短跑比赛中两名选手穿过终点线的照片。如果照相机拍照用了 1 秒钟，那么选手的身影会模糊不清，而我们也无从知道谁是第一名。为了清晰地拍到选手穿过终点线的照片，拍摄速度必须非常快才行：2016 年奥运会上使用的照相机每秒钟能拍摄 10 000 张照片。PET 在这方面非常落后：至少要用几十秒钟才能收集到足够的数据来生成一张图像，这意味着 PET 充其量只能让我们看到一张极其模糊的大脑活动图像。

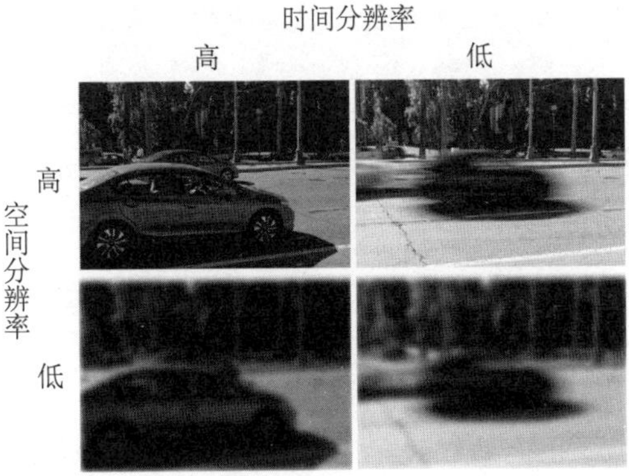

图 2.4　不同空间分辨率、时间分辨率的拍摄效果。空间分辨率反映了图像在空间上的清晰度，低空间分辨率照片整张都显得模糊不清。时间分辨率反映了图像在时间上的清晰度，低时间分辨率照片上快速运动的物体看起来很模糊。

磁力相机

20 世纪 80 年代，MRI 在医学成像中的地位日渐重要。MRI 的基础概念早在此 10 年前就已被提出，但 MRI 扫描仪直到 20 世纪 80 年代才开始在世界各地的医院大量出现。MRI 是一种非常惊人和安全的技术。对药剂师来说，用 PET 给一种新型生化过程成像的唯一方式是将放射性示踪剂附着在该过程涉及的分子上。这不仅是一项充满技术挑战的工作，而且使用的化学药品必须经过安全测试才能被注入人体。相反，MRI 不存在电离辐射，也不需要向人体注射任何东西（尽管有时会注入所谓“造影剂”，好让某些类型的人体组织更清晰地显现出来）——通常来说，要想用 MRI 检测人体组织的某个方面，只需要为 MRI 扫描仪写一个相应的计算机程序（被称为“脉冲序列”）即可。没有辐射还意味着一个人可以被安全地扫描很多次——该事实对于我在第五章探讨的一项研究十分重要——我在两年时间内被扫描了 100 多次。

MRI 建立在“核磁共振”概念的基础之上，该概念出现在 20 世纪中叶。“磁共振成像”去掉了“核”这个字，某种程度上是担心这个字会吓到患者，因为它和电离辐射、原子武器有关。“磁共振成像”的“磁”是指它检测的是物质被放置于磁场中时发生的一种特别共振（核磁共振）。如果物质没有被放置于磁场中，那么原子核就会随机朝着某个方向旋转——想象一下在失重状态下旋转的陀螺。当我们将物质放置于磁场中时，一些原子核就会和磁场对齐。它们现在朝着相同的方向，但旋转并不同步——想象一下正在桌子上旋转的一组陀螺，每一个陀螺开始旋转的时间都不相同。我们最后可以玩个花样，向该物质施加一个能量脉冲——这里施加的是 RF（射频）脉冲，好让旋转的原子核整齐有序。这就是我们所说的“共振”。就像钢琴共振时发出的声波一样，我们用合适的天线就能接收到被 RF 脉冲激活的物质所发出的电磁信号。

我们还需要解释的是“磁共振成像”的“成像”部分。上述过程能让我们用天线接收到一个信号，但并不能告诉我们该信号来自该组织的哪个部位——我们只得到了该组织发出的一个信号。为了生成可以显示该组织内不同部位情况的图像，我们还需要做几件事。首先，我们可以只刺激该组织的局部原子核。为此，我们可以利用这一事实：磁场强度决定原子核的旋转速度，而刺激只影响以特定速度旋转的原子核。MRI 扫描仪的构造原理如下：磁场的强度会随着核磁管（我们称之为“孔”）的长度逐渐变化，一端较高而另一端较低。这意味着原子核在核磁管内各个位置的旋转速度也略有不同，因此，我们可以用与该位置的速度相对应的 RF 脉冲来刺激该组织的特定部位。虽然这让我们了解到该组织的局部情况，但仍旧无法告诉我们信号具体来自局部的什么位置。为此，我们需要把一些信息加到信号中——我们称之为“编码”——以便于分析不同的信号具体来自什么位置。编码的方法有很多，但都得用特定的相位和频率来标记特定位置的信号。然后，我们就能用一种叫作傅里叶变换的数学方法将源自不同位置的信号分离开来，将它们重建成一张图像。

MRI 扫描仪用到的磁场非常强——足以在几英尺外把一个人手里的钳子吸过去。磁场的计量单位叫特斯拉：一块小磁铁的磁场强度约为 0.01 特斯拉，地球的磁场强度约为 0.00005 特斯拉。大多数标准临床 MRI 扫描仪的磁场强度是 1.5 特斯拉，而研究用 MRI 扫描仪的磁场强度则为 3 ~ 11 特斯拉。虽然这些磁场很强，但人们认为 MRI 对人类来说通常是安全的，除非他们体内有可能会受磁场影响的医疗植入物或装置。不过，磁场也会造成明显的影响，尤其是在非常高的磁场强度下。强磁场（7 特斯拉以上）造成的一个有趣影响是：如果头部在磁场中移动得太快，就会有某种类似晕动病的体验。这是因为内耳中感应头部运动的微观晶体“耳石”受到了磁场的轻微作用力。因此，当一个人置身于高场 MRI 扫描仪内时，活动检查床必须移动得非常缓慢，以免他恶心头晕。

早期 MRI 扫描仪生成的图像主要与大脑的组织结构相关，如水含量或脂肪含量（见彩图 1）。这些图像对确诊大脑疾病（如多发性硬化症或脑瘤）非常有用，但并不能随时告诉我们大脑在干什么（它的功能）。fMRI 的出现是一次技术性突破，使研究人员可以开始研究大脑的功能，而不仅仅是大脑的结构。

“我将‘点亮’视觉皮质”

科学发现取决于很多因素，包括勤奋、毅力、运气，也许最重要的是时机。这些因素杰克·贝利维尔都具备，他还具有更多其他因素。每个认识杰克的人都会用“不同凡响”和“无比热情”来形容他。[9]20 世纪 80 年代初，杰克在哈佛医学院读完生物物理学研究生之后，进入了麻省总医院，致力于用 MRI 研究大脑。他周围的人都在争先恐后地将 MRI 应用到很多不同的身体部位和疾病上，但似乎只有他提出了用 MRI 研究心智的想法，这显然得益于他想要记录和存储意识以便日后重播的梦想。不过至少可以说，他的发现之路是曲折的。起初，他在生物物理学家埃里克·福赛尔的实验室工作，但因为弄坏了一台设备而被踢出了实验室。这简直是一件幸运的事，原因有二：一是他得以进入汤姆·布雷迪的实验室，继续追求大脑成像的梦想；二是后来哈佛医学院发现福赛尔篡改科学数据而将他开除了。在布雷迪的实验室里，杰克遇见了另一位年轻研究员布鲁斯·罗森，后者是他未来的良师益友和合作伙伴，也是麻省总医院核磁共振中心——现在被称作马蒂诺生物医学成像中心——未来的领导者。1999—2002 年，我曾在麻省总医院核磁共振中心工作。当时我很少看见杰克，但他的传说无处不在。虽然他于 2014 年英年早逝，但他的传说仍在继续。[10]

推动 fMRI 发展的研究始于一群研究肝脏的科学家（他们的

同事称他们是“行走的肝脏”)。他们开发出一种快速给肝脏成像的方法，只要向动物体内注入“造影剂”(它会使图像在亮度方面有所不同，我们通常称之为“对比剂”)，他们就能看到 MRI 信号的变化。根据物理学知识，他们认为在注入造影剂后图像应该变得更亮，但实际上他们却看到图像变得更暗了。麻省总医院年轻的德国神经科医生阿尔诺·维林格开始专心研究这个问题。他和同事发现，肝脏图像亮度的降低与造影剂对“磁化率”——也就是组织在磁场中被磁化了多少——的影响有关。这是解决如何用 MRI 研究大脑功能问题的关键。杰克·贝利维尔开始使用一台全新的 1.5 特斯拉实验用 MRI 扫描仪对此进行探索。这台扫描仪当时刚刚被送到麻省总医院，采用的是 EPI(回波平面成像)技术，成像速度要比医院里的标准 MRI 扫描仪快得多。这台扫描仪大到足以放进去一个人，但杰克还是选择先在狗身上验证他的想法，因为他能更严密地控制狗的生理机能。他首先复制了维林格之前的实验(用的是大鼠)，和预料的一样，在注入造影剂后，图像的亮度降低了。接着，他增加了血液中二氧化碳的浓度并进行观察，试图将上述情况和血流量联系起来。他发现，随着血液中二氧化碳含量的增加，造影剂引发的大脑信号也在增强，这表明他正在对血流量成像。

到目前为止，他们完成了血流量成像，但还没有将血流量和大脑活动直接联系起来。1990 年，杰克·贝利维尔和同事戴维·肯尼迪前往达特茅斯学院认知神经科学暑期研讨班，碰巧和来自圣路易斯华盛顿大学的彼得·福克斯探讨了一番。彼得是赖希勒团队的一员，也是1988年具有重要影响的关于用PET进行神经成像研究的论文的合著者。杰克借了福克斯和赖希勒在PET研究中用于刺激视觉系统的一副闪光护目镜，随后开始尝试用它和MRI复制那些研究。他们用查尔斯镇麻省总医院核磁共振中心3号站的实验用MRI扫描仪，分别检测了在闪光护目镜开启和关闭状态下视觉皮质被注入造影剂后发出的MRI信号。他们发现，无论在哪种情况下注入造影剂，信号都会减弱，而在闪光护目镜开启时减弱得更厉害，并且大脑有所反应的位置和此前PET研究的发现相同。这是研究人员首次使用MRI直接检测大脑功能，该研究成果刊登在1991年11月的《科学》期刊上，封面图就是其中一张图像（见彩图2）。

通往fMRI的“血氧水平依赖”之路

贝利维尔团队具有里程碑意义的研究表明，MRI可被用于检测大脑活动，但他们的方法有一个重要缺陷，即需要注入造影剂。除了不方便之外，这些造影剂还会产生副作用，其中一个副作用虽然罕见但并非没有可能，那就是造成肾病或肝病患者死亡。在贝利维尔的论文的启发下，科研人员开始争相研究不需要注射造影剂的大脑成像方法。到1991年年底，从事无造影剂fMRI研究的有三个团队。

第一个团队里有贝尔实验室的研究员小川诚二，他于1990年在大鼠身上证明了MRI对血氧含量很灵敏。他将之称作“血氧水平依赖”对比，这个称呼从此就被用于描述fMRI的测量机制。尽管对大鼠的研究并没有直接检测神经元的活动，但他仍在1990年的论文中指出，在检测大脑的功能性活动方面，血氧水平依赖对比可以与PET相媲美。[11]为了在人类身上验证这个观点，小川和他在贝尔实验室的前同事、土耳其物理学家卡米勒·乌古尔比尔展开合作。乌古尔比尔转到了明尼苏达大学，并且正在着手制定一套针对高场MRI的研究方案：当时，他和他的团队正在研发一台用于人类的4特斯拉MRI扫描仪，这台扫描仪将于1990年交付明尼苏达大学。1991年初，明尼苏达大学团队尝试在人类身上开展血氧水平依赖fMRI研究，他们同样使用了闪光护目镜来刺激视觉皮质；要不是新的MRI扫描仪在从德国运来的途中受损，他们几乎肯定能率先收集到血氧水平依赖fMRI的数据。

推动血氧水平依赖fMRI研究发展的第二个团队来自麻省总医院。在那里，杰克·贝利维尔已经和另一位研究员肯·邝（Ken Kwong）开始合作研发不需要注射造影剂的fMRI技术。邝在1991年5月9日首次成功完成了实验，他如此写道（见图2.5）：

1991年5月9日的实验异常顺利，没有出现任何问题。我从贝利维尔博士的Gd-DTPA（造影剂名）fMRI实验中借了一副闪光护目镜作为视觉刺激器，这副闪光护目镜也是贝利维尔博士从彼得·福克斯博士那里借来的，后者曾在20世纪80年代早期的刺激速率实验中使用过它（福克斯和赖希勒，1985）。我向戴维·肯尼迪博士请教了V1区在大脑中的位置，这样我就能选择合适的大脑区块并对其成像。刺激方案是一种块模式，即在70个时间点上，交替以关闭或开启的方式输入闪光视觉信号……令人惊讶的是，视觉皮质在第一次梯度回波实验中就随着MRI信号的改变“亮了起来”。[12]

邝试图在磁共振医学学会的年会——该领域的研究人员参加的主要会议——上提交他的研究成果，但他提交的论文不知道为什么在邮寄过程中丢失了。不过，麻省总医院核磁共振中心主任汤姆·布雷迪在会议上发表主题演讲时提到了邝的研究成果。1991年8月12日，除了邝的同事外，全世界的研究人员第一次得知这一新发现，明尼苏达大学的研究人员也第一次意识到竞争是多么激烈。在这次会议上，贝利维尔发表了他在有造影剂的fMRI研究方面的成果（几个月后被刊登在《科学》期刊上），还因此获得了医学磁共振学会的青年科学家奖。

参与竞争的第三个团队是一匹出人意料的黑马：团队成员是密尔沃基一所名不见经传的医学院——威斯康星医学院的两名研究生。彼得·班代蒂尼和埃里克·王没有借用小川诚二发现的血氧水平依赖信号，而是受到了法国物理学家德尼·勒贝汉的启发——他提出了一种通过检测微观的水运动（被称作“扩散”）来鉴别血流量变化的方法，正在合作研发大脑成像技术。1991年8月，当他们在磁共振医学学会的年会上听到布雷迪的演讲时，班代蒂尼说：“当我和埃里克坐在观众席上时，我们灵光乍现。”[13] 他们也听了贝利维尔关于有造影剂的fMRI研究的演讲。回到密尔沃基后，他们开始复制邝的实验。1991年9月14日，他们首次在自愿充当受试者的班代蒂尼身上成功完成了实验。

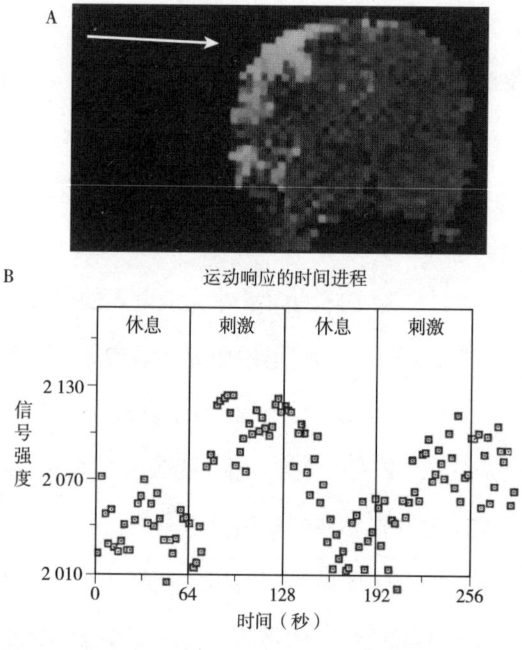

图 2.5　图像摘自邝具有里程碑意义的论文，它表明被激活的运动皮质（控制手部运动）与受试者的手部运动是一致的。

在磁共振医学学会 1991 年年会的激励下，率先发表研究成果成了大家竞争的目标，因为一项科学发现通常会归功于率先发表研究成果的人。1991 年 10 月，邝的团队将他们的论文提交给《自然》期刊，但惊讶地发现论文被退稿了：审稿人显然认为它并不比贝利维尔先前发表的论文高明多少。参照《自然》审稿人的意见，他们修改了论文，又投给了《美国国家科学院院刊》[14]。1992 年 6 月，论文刊出。明尼苏达大学团队同样向《自然》投了稿，也被退稿了，[15] 于是他们在邝的团队投稿 5 天后，也将论文投给了《美国国家科学院院刊》。1992 年 7 月，他们的论文也发表了。最后开始血氧水平依赖 fMRI 实验的密尔沃基团队反而第一个发表了论文。他们没有选择《自然》之类的知名度很高的期刊，而是将论文投给了专业期刊《磁共振医学》。他们的论文同样在 1992 年 6 月刊出，但要比邝的团队的论文早几天。不过，考虑到班代蒂尼和王是在磁共振医学学会的年会上从布雷迪的演讲中听说麻省总医院和明尼苏达大学团队的研究的，这一发现仍然归功于后两个团队，尽管其论文发表的时间稍晚一些。

20 世纪 90 年代初，我正在读研究生，听说了很多关于 fMRI 的宣传，但它在我就读的伊利诺伊大学并不普及。1995 年，我去斯坦福大学从事博士后工作，起初并没打算做 fMRI 研究，但却被这种令人振奋的新技术吸引住了。我们会在下一章看到，fMRI 很快就成了用来研究大脑如何产生思想的首要方法。

第三章

fMRI 的发展历程

检测是科学研究的核心，而新的检测工具通常会使科学研究取得突破。然而，任何新的检测工具都必须经过验证，以确保其检测的正是它试图检测的东西。我们有初步证据证明，fMRI 信号真实地反映了大脑的活动，这些证据就是，fMRI 研究的结果和我们从神经科学研究和动物研究中获悉的情况相一致：在视野的不同位置进行的视觉刺激，可以激活视觉皮质的相应区域，运动行为可以激活运动皮质，等等。不过，我们还没有直接证据可以将 fMRI 信号和神经元的活动联系起来，这意味着，我们在使用这个检测方法的时候，并不知道它到底在检测什么。因此，很多神经科学家（尤其是那些直接在动物身上研究记录神经元活动的神经科学家）对 fMRI 非常不屑——我在 1998 年应聘教师职位时就见过这种态度。除非我们能直接证明 fMRI 信号和神经元活动之间的关系，否则 fMRI 的研究之路不可能顺畅。

将 fMRI 和神经元联系起来

fMRI 被发明后不久，研究人员开始尝试弄清楚血氧水平依赖 fMRI 信号和神经元放电之间的关系。如果说有什么能让一个系统更容易被科学地理解，那一定是该系统的输入和输出之间有直接关系，即科学家所说的“线性”。对一个线性系统而言，输出可以通过转换和加总输入而被描述。例如，单次交易额的累加决定了我的活期存款账户的余额。从这个意义上说，我的活期存款账户也算是线性系统。事实上，它是一种特殊类型的线性系统，我们称之为“时不变”，因为它和单次交易发生的时间无关——只要将单次交易累加就行。世界上的很多系统都是线性的——或者起码正如科学家所言，“线性至第一个近似值”。这句话的意思是，即使模型并不完美，我们也可以假设它们是线性的，还能把它们解释得很好。不过，世界上也有很多无法用线性解释的系统。如果山的一边落满太多的雪，就会导致雪崩，但你不能把雪分成 10 份，然后期望得到 10 次小的雪崩。在一个线性系统中，多就是多，但在一个非线性系统里，多的意义就不同了。

在 fMRI 被发现后的几年里，研究人员开始尝试弄清楚 fMRI 信号是不是神经元活动的线性函数。亦即，如果神经元放两次电，那么 fMRI 的反应强度也会是单次放电时的两倍吗？事实证明，回答这个问题非常具有挑战性，因为我们无法直接测得人体内神经元的放电量——我们只知道我们需要受试者完成的任务种类和 fMRI 信号的变化情况。为了研究这个问题，斯坦福大学的杰夫·博因顿及其同事充分利用神经科学家已经了解的一个事实：猴子视觉系统内的神经元如何对不同类型的视觉刺激做出反应，以及人脑和猴脑的工作原理非常相似。博因顿和他的博士后同事史蒂夫·恩格尔各自在 MRI 扫描仪中躺了几个小时，其间一直盯着每秒钟闪现 8 次的棋盘图案，目的是检测他们的视觉皮质随棋盘闪现时间和棋盘黑白部分对比度——两者都是明显影响视觉皮质神经元放电的已知因素——的变化而变化的情况。他们发现，随着刺激时间的延长和对比度的提升，MRI 信号也在增强，正好和他们对猴子的研究的预期一致。检测线性度的关键是看能否通过加总对短时刺激的反应来预测对长时刺激的反应，这是线性模式的一个关键预测。他们成功了——虽然不完美，但足以让大多数人认同线性模式是分析 fMRI 数据的一种合理手段。目前，线性假设几乎是所有 fMRI 数据分析法的基础。

博因顿等人的研究证明了 fMRI 信号和神经元活动之间存在比较紧密的联系，但仍存在一个缺陷：除非有人能记录下同一个大脑的单个神经元活动和 fMRI 信号，否则就无法肯定 fMRI 反映的是单个神经元的活动。神经科学家尼科斯·洛戈塞蒂斯接受了这个挑战，他任职于德国图宾根大学的马克斯·普朗克生物控制论研究所，是研究猴子视觉系统中不同部位的神经元反应的专家。他对视觉感知更复杂的方面越来越感兴趣，如我们从杂乱背景中挑选出目标物体的能力。他意识到，要理解这些更复杂的现象，需要研究整个系统而不只是研究少数神经元。因此，当fMRI问世后，他开始致力于找到一种在猴子身上做fMRI研究并同步记录其神经元电活动的方法。这种方法在某种意义上可谓是fMRI的“圣杯”，因为它结合了fMRI的全脑宽度和单个神经元活动记录的精度。要知道，记录神经元电活动的连接着小电线的电极，是用来记录细胞的电活动的，你知道这有多难了吧。那些变化极其细微，是微伏级（千分之一伏特）的。还有一点也很重要，即当金属被置于MRI扫描仪中时，用来生成MRI图像的磁场变化会导致电流流过金属，该电流会比神经元引起的变化大很多。因此，如果不用一些非常先进的信号处理技术，你几乎不可能观察到微弱的神经信号。洛戈塞蒂斯团队用了几年时间来解决这些问题，直到2000年，他们才成功地在进行fMRI研究时同步记录下了神经元信号，研究对象是一只被麻醉的猴子。

洛戈塞蒂斯的研究成果为神经元活动和fMRI之间的联系提供了直接证据，[1]使得很多因为不了解检测效果而对采用这种新技术抱有怀疑态度的神经科学家“放下了戒备”。同时，该成果使得像我这样的fMRI研究人员可以回答萦绕在某些同行心头的“fMRI究竟检测了什么”的疑问了。洛戈塞蒂斯团队的做法是将猴子放在一个闪光的棋盘前，同时检测fMRI信号和猴子的神经元活动。也许你会惊讶于研究人员竟然能够从一只被麻醉的动物身上得到有效数据，事实上视觉皮质神经元在清醒状态下和麻醉状态下的反应差不多。他们用fMRI看到了视觉皮质活动的明显证据，并且看到这种活动随着棋盘黑白部分对比度的提升而更加剧烈（正如博因顿和恩格尔的大脑中发生的情况一样）。在检测单个神经元的电活动时，他们发现这种电活动也与血氧水平依赖信号的变化有直接联系。不仅如此，他们发现这种电活动与局部场电位有更紧密的联系。局部场电位被用来检测比神经元放电速度慢的电子信号的变化，科学家认为它反映的不是神经元的放电而是神经元的输入。自 2001 年洛戈塞蒂斯发布研究成果以来，大多数在大鼠身上进行的 fMRI 新实验都运用了一种被称为“光遗传学”的技术，光遗传学能让研究人员用光源来激活特定类型的神经元。[2] 这时，科学界已经普遍接受了“fMRI 信号是神经元活动的直接反映，尤其是神经元的输入而非神经元本身的电活动的反映”的观点，即使它的确切运作原理仍有待挖掘。

发现大脑模块

20 世纪中叶以来，大多数神经科学家都认为，至少有一些心理功能取决于大脑中的特定区域。fMRI 的出现给精确标出这些区域化的功能带来了希望，率先应用这种技术的一项研究是对视觉物体的识别——明确地说，就是人脸识别。我们已经知道，对视觉对象的识别取决于颞叶的底部（“下颞叶”），因为这一区域受损会导致人们不能从视觉上识别物体，即使他们仍然认识该物体，并且能通过触摸来识别该物体。我们也有理由相信，大脑对人脸的处理方式不同于其他物体，因为罕见的“人脸失认症”会让人不能识别人脸但仍能识别其他物体。早期的 PET 研究，特别是麦吉尔大学的神经科学家朱斯蒂娜·塞尔让特[3]的研究也表明，比起处理其他物体，颞叶中有些区域会更多地参与对人脸信息的处理。

麻省理工学院的神经科学家南希·坎维舍被 fMRI 揭示大脑生物学奥秘的潜能迷住了。[4]利用麻省总医院核磁共振中心贝利维尔和邝最初用来做 fMRI 研究的那台 MRI 扫描仪，坎维舍（跟她的实习生乔希·麦克德莫特和马尔文·千一起，他们日后的科学生涯同样令人印象深刻）发现，与其他类型的刺激相比，有一个大脑区域对人脸的反应要激烈得多。[5]他们几乎在每个人（15 个人中有 12 个人）的梭状回（分布在颞叶底部）位置都观察到了这种反应（见彩图 3）。这个区域并非只对人脸有反应，但他们在检测过该区域对其他物体的反应后发现，不论在哪种情况下，梭状回对人脸的反应强度至少是对其他物体的两倍。这些反应还显示出长时间内保持高度一致的特性——一位受试者（其实就是南希·坎维舍自己）在 6 个月内接受了多次扫描，每次在他身上观察到的活动模式都非常相似。他们将这个区域命名为“梭状回面孔区”。此后 20 年中，我们获得了更多有关梭状回面孔区的信息，其中包括“颞叶底部不只有一个区域，而是有几个区域会对人脸信息有反应”（见彩图 3）。我们还知道这些区域对人脸信息处理来说必不可少。第一章提到的那位癫痫患者，也是因为上述区域受到刺激，才导致感知人脸的能力受损。坎维舍等人进一步证明了颞叶的其他部位也会选择性地对其他类型的刺激产生反应，其中包括身体部位、单词和场景。

坎维舍和她的同事对感知面部的区域提出了相当有力的主张，但并没有得到伊莎贝尔·戈捷的认同，后者是一位视觉研究者，曾研究过我们识别视觉物体的能力是如何通过练习而改变的。她在研究中训练人们识别一种被称作“格里博”的人造物体，它们看上去有点儿像外星来的花园精灵。由于可以用电脑为格里博绘制出很多不同种类的视觉特征，因此它能被用来研究人们是怎样变成区分不同视觉特征的专家的。戈捷在研究中发现，人们能够通过练习提高识别格里博的能力。这时，格里博会像人脸一样激活大脑的右侧梭状回区域。这使她提出了一个新理论：梭状回面孔区实际上不是一个“面孔区”，更像是一个“技能区”（或者说是一个“灵活的梭状回区”）。人们在识别他们非常了解的物体时，这个区域就会被激活，尤其是当他们必须区分同一类事物的不同个体时。

戈捷开始进一步验证这个理论，她研究了非常擅长识别特定物体的人：鸟类观察家和汽车专家。我们已经有理由认为，视觉技能涉及的大脑区域和那些用来识别普通物体的大脑区域不同：在一些罕见情况下，鸟类观察家会丧失识别鸟类的能力，汽车专家也会丧失识别汽车的能力，但他们识别其他物体的能力并不会因此受损。戈捷在研究中招募了一组志愿者，他们要么是鸟类观察家，要么自诩是汽车专家。她向他们展示了很多不同类型的物体，包括人脸、鸟类、汽车等。研究结果证实了梭状回面孔区是一个“技能区”的假设：汽车专家的梭状回面孔区对汽车产生反应，鸟类观察家的梭状回面孔区对鸟类产生反应。更重要的是，梭状回面孔区对非擅长领域物体的反应极其微弱。这似乎决定性地表明了梭状回面孔区针对的是视觉技能而非人脸本身。但坎维舍及其合伙人没有被说服，反而对数据和解释提出了很多批判。大约在同一时间，另一位研究人员的研究破坏了这场关于梭状回面孔区的争论，也为分析 fMRI 数据的一种全新方式铺平了道路。

解码大脑的初步探索

吉姆·哈克斯比在某种程度上和南希·坎维舍截然相反。坎维舍热情外向、充满活力，而哈克斯比的热情则隐藏在轻声细语和柔和的外表下。20 世纪 90 年代初，哈克斯比在美国国立卫生研究院开始了他的科研生涯，用 PET 研究大脑处理不同类型物体的方式。在一定程度上，正是这项研究启发了坎维舍在颞叶中寻找与人脸相关的活动。在他的团队开始使用 fMRI 后，他被坎维舍“梭状回面孔区专门对人脸做出反应”的研究结果触动了，但他并不接受坎维舍团队的解释。[6] 随着他的团队开始自己做人脸感知的 fMRI 研究，他困惑于这些看似特别针对人脸的区域为什么也会对其他类型的刺激产生强烈反应，这让人十分怀疑它们的针对性。哈克斯比和坎维舍看到了相同的数据，却得出了大相径庭的结论。

哈克斯比想到一个主意，事实证明，它将颠覆我们分析 fMRI 数据的方式。在那之前，fMRI 研究人员只关注"激活"——也就是一个大脑区域在哪种情况下更活跃。这些信息通常呈现为明亮的图像，这表明这些区域发出的信号强度足以达到"具有统计学意义"的标准。换言之，我们非常肯定，这些区域的活动差异不仅仅是由随机波动造成的。哈克斯比的想法是，观察整个区域的活动模式，看看它是否因情况而异。例如，假设要通过鼓掌情况来判断人群对一场政治辩论中三位候选人的反应（见图 3.1）。你可以考虑是否有一部分人总体上会更多地为其中一位候选人鼓掌：找出人群中对某位候选人具有"选择性"的区域，这就相当于激活分析。在这个例子中，人群的第一部分更愿意为用圆圈表示的候选人鼓掌，我们会说他们对用圆圈表示的候选人是有选择性的。但你也可以反过来问：我们能根据整个房间里的鼓掌模式来判断是哪位候选人在发言吗？我们称之为"解码"，它已经变成了 fMRI 数据分析的核心部分，也是我们在本书的其余部分要讨论的主要内容。

在了解解码的工作原理之前，我们还需要再了解一些有关 fMRI 数据性质的细节。我们用 fMRI 生成的大脑图像由大量的立方体构成，我们将这些边长为 1~3 毫米的立方体称作"体素"（好比显示器的像素，只不过它们是立体的）。每一个体素都包含了

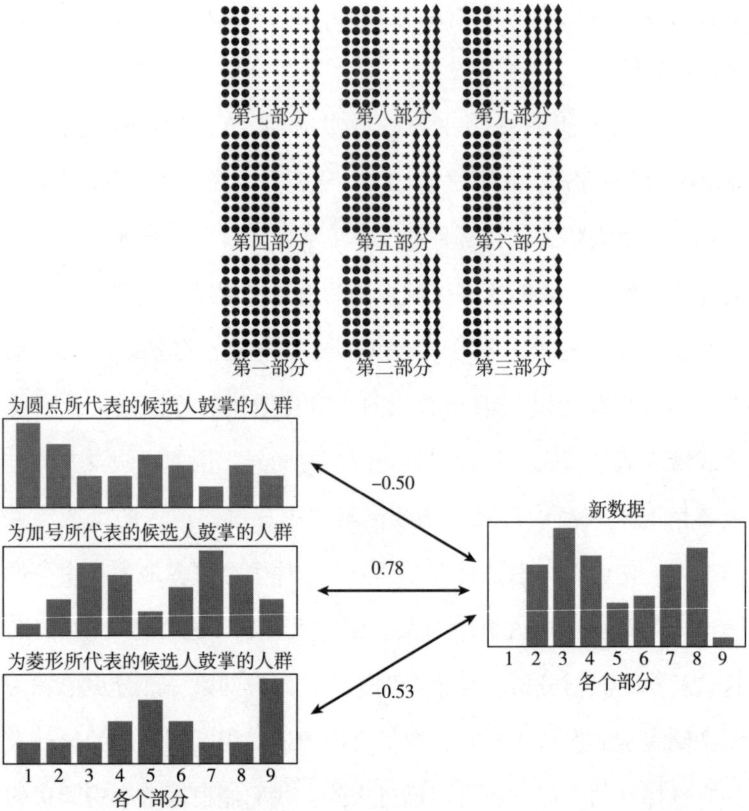

图 3.1　展示 fMRI 解码的工作原理，以观众对三位候选人的反应作类比。上边的图表示观众被分成九个部分（类似 fMRI 体素）：每个部分由很多个体组成，每个个体都只为一位候选人（分别用圆点、加号和菱形表示）鼓掌。这些个体代表一个 fMRI 体素中的神经元。下边左侧的图显示了九个部分的观众为每位候选人鼓掌的相对数量：你可以看到，每位候选人在各部分观众中都有一个非常不同的鼓掌模式。假设我们有一种检测鼓掌情况的新方法（下边右侧的图），我们想解码正在发言的是哪位候选人。我们可以计算新鼓掌模式和已知的每一种鼓掌模式的相关性（箭头旁边的数字）：在此例中，新鼓掌模式与加号所代表的候选人发言时我们观察到的鼓掌模式高度相关，因此，我们可以预测，当这些数据出现时，是加号所代表的候选人在发言。

数以百万计的神经元，而 fMRI 信号反应的是这些神经元活动情况的平均值。当一张人脸出现时，如果一个体素包含很多放电的神经元，那么这个体素就会发出强烈的 fMRI 信号，但它也可能包含少数“喜欢”其他物体（如房子或椅子）的神经元。为了进一步对人群这个例子进行说明，假设我们在用扩音器检测每一部分人群的反应，扩音器会告诉我们该部分人群的掌声的平均音量。在这个例子中，每个人代表一个神经元，拥有扩音器的每一部分人群代表一个体素。在图 3.1 中，我们会看到有些人群在为某位候选人鼓掌时掌声更加响亮（平均值）：这就像人脸信息比其他类型的刺激更能激活神经元一样。你也可以想象，分散在人群中的人对三位候选人各有偏爱，因此，即使在“选择性”不那么高的区域，你也会发现该区域内鼓掌模式的差别，这会提示你正在发言的是哪位候选人。图 3.1 显示了在一种检测鼓掌音量的新方法的帮助下，我们是如何根据人群各个部分的鼓掌模式与已知模式的相似程度来解码发言人的身份的。

哈克斯比用这个方法来验证他的假设——大脑对各种视觉信息的处理分布于整个颞叶。也就是说，虽然有些大脑区域对人脸的反应比对其他物体的反应更强烈，但它们并非视觉系统中处理人脸相关信息的唯一区域。在研究中，哈克斯比对正在观看包括人脸、房屋、椅子、瓶子、猫、鞋子和剪刀在内的不同物体的照片的受试者进行了扫描。[7] 每个受试者在观看一种物体时都会被扫描 10 次（我们称之为“回合”）。为了检验他是否能解码受试者正在观看的物体，他首先每隔一个回合（如奇数回合）就收集一次数据，并检测每个体素对不同物体的反应。接着，他收集偶数回合的数据，并对每一个回合提出以下问题：以当前活动模式为参照，奇数回合中的哪一种活动模式与其最相似？这让他能够解码受试者正在观看什么。例如，如果当前的模式（来自偶数回合）和奇数回合中看猫的平均活动模式最接近，那么他就可以预测，当从某个偶数回合中收集到这样的数据时，受试者是在看一只猫。[8] 哈克斯比将这种方法用于分析他的数据，他发现他能以超过 90% 的准确率解码受试者正在观看的物体——事实上，对人脸来说，准确率是 100%！为了验证他的主张，即大脑对物体的处理过程不是局部化的而是分布于整个颞叶，他想知道在神经元活动对特定物体不具有选择性的区域，这样的解码是否有效。例如，假设去掉对人脸比对其他物体反应更灵敏的体素，他能将人脸和其他物体区分开来吗？答案是肯定的——他仍能以极高的准确率识别出一个人正在看一张人脸，即使他只观察了“面孔区”以外部分的体素。和大多数科学争论一样，从个体研究中不能得出结论性的答案，因此，自哈克斯比发表他的原创性论文后，关于人脸信息处理的局部化的争议就一直没有停过。但最重要的是，他的论文将“用 fMRI 数据解码心理活动”的观点引进了认知神经科学领域。

我在第一章介绍过“反向推理”的概念——你可以通过观察活跃的大脑区域来判断一个人在想什么，并解释了为什么将这种推理应用到《纽约时报》有关 2008 年美国大选的专栏文章上是有问题的。你已经读过这一章，所以，你也许清楚反向推理的概念与吉姆·哈克斯比的解码概念并非截然不同。你是对的，在这两种情况下，我们都是在用神经成像数据去尝试推断一个人的心理状态。其主要区别在于，我所嘲讽的《纽约时报》专栏文章中的反向推理并非基于一个规范的统计模型，而是基于研究人员的自我判断。但我们还是有可能建立统计模型，从而精确量化我们根据 fMRI 数据解码一个人的思想的能力，这也是哈克斯比及其同事采用的方法。后来的研究为 fMRI 解码思想的能力提供了更多证据，我会在下一章更详细地探讨。

从分子到网络

关于大脑如何识别人脸的争论主要集中于，信息是局限在一个特定区域内，还是分布于整个颞叶。不过这个问题掩盖了一个重点：识别人脸的行为需要颞叶中的这些区域与大脑中涉及社会认知处理、行动、记忆和情感等的其他区域进行沟通。随着 fMRI 的发展，研究人员开始研究不同的大脑区域如何相互沟通。

1992 年，就在班代蒂尼和王首次完成 fMRI 扫描之后，研究生巴拉特·毕斯瓦到了威斯康星医学院。[9] 出于项目的要求，他开始研究 fMRI 数据里的各种“噪声”来源，如心跳和呼吸，它们对 fMRI 信号造成了严重影响。为了更好地理解这些信号，他尝试了一个技巧：提取大脑左侧运动皮质的一个体素的时间序列数据，然后检测大脑其余部位的信号在扫描期间是如何与这个体素产生联系的。他预测这个体素附近的体素是互相关联的（因为它们拥有反应方式相似的神经元），他确实看到了这一点，但同时也发现了一些意外情况：大脑右侧运动皮质同样显示了与左侧运动皮质中那个体素高度相关的信号（见彩图 4），即使这个人只是躺在 MRI 扫描仪中，没做任何动作。事实上，他用静息态 fMRI 检测左右侧运动皮质相关性时得到的图像，与他在对比双手运动和双手静止时得到的图像非常相似，这意味着，即使受试者一动不动，我们也能用静息态 fMRI 来识别其运动皮质。毕斯瓦于 1995 年发表了这些成果，但研究人员用了大约 10 年的时间才意识到该成果的重要性。我们会在第五章看到，目前人类神经科学领域最强大的技术之一，就是研究躺在 MRI 扫描仪中静止不动的人的大脑。

研究人员开始研究大脑不同区域的连接方式，他们采用了几项新技术。毕斯瓦所检测的不同大脑区域间的 fMRI 信号相关性，其实就是我们所说的“功能连接”——不同大脑区域的活动随时间而变化的程度。这并没有告诉我们这些区域是不是通过大脑白质实现了“结构连接”——白质是连接不同大脑区域的“电缆”。两个大脑区域可以通过白质（我们称之为“纤维束”）直接相连——好比连接洛杉矶和旧金山的 101 公路，但功能连接可以跨越不止一个大脑区域——就像驾车从洛杉矶途经拉斯维加斯到达旧金山一样。如果我们想搞清楚大脑的布线图，这就是一个关键问题。人类曾经在动物身上做过追踪白质纤维束的研究，方法是向一个大脑区域注入放射性示踪剂，然后观察它在沿着大脑轴突移动的过程中会停在哪里。我们不能在活人身上这样做，于是MRI 再次成了我们的救星——通过一种叫作"DWI"（扩散加权成像）的技术，我们可以给大脑中的水分子运动造像。我们之所以能用 DWI 给白质纤维束造像，是因为组成纤维束的轴突包裹着一层具有隔绝作用的脂肪物质（髓磷脂），就像包裹着电线的塑料皮一样。由于水分子很难穿过细胞膜及其隔绝物髓磷脂，它们更容易沿着轴突的方向移动。通过检测水分子在不同方向的扩散情况，我们可以用纤维束成像技术来判断大脑区域之间白质的连接情况。

把用 fMRI 测得的功能连接信息和用 DWI 测得的结构连接信息合并，我们就可以描绘出"连接组"：大脑所有区域之间的连接目录。很多人熟悉这个词是因为塞巴斯蒂安·相的同名书籍，他还做过一次题为"我是我的连接组"的 TED 演讲，说的是，使我们每个人独一无二的每种事物都存储在大脑神经元间的特定连接里。相的研究关注的是单个神经元之间的特定连接，也就是我们所说的微观连接组，这样的研究目前只能在动物身上进行。相反，神经成像着重于大脑不同区域之间的大型连接，也就是我们所说的宏观连接组。我们希望这两条研究路线最终能交汇于一点，尽管在人类身上做微观连接组研究一直很难（可能性极小）。认识到大脑布线图的重要性之后，美国国立卫生研究院（美国生物医学研究的主要资助机构）在 2010—2014 年将 3 000 万美元用于人类连接组项目，目的是描绘出一份详细的人类大脑连接图谱。其间，人类连接组项目收集了 1 200 个人的 MRI 数据、心理测验和基因材料，并向全世界的科学家开放（正如他们曾为人类连接组项目做过的一样）。这些数据促成了大脑功能研究的几项重要突破，形成了一份人类大脑的新图谱——发现了新的大脑区域，描述了大脑组织方式的个体差异。

人们对连接组学越来越感兴趣的情况与网络科学的广泛发展是同步的——网络科学是一门有关复杂网络的科学，研究范围涵盖大脑中的连接、脸书上的友谊和机场之间的航班，等等。[10] 很多人都熟悉“六度分割理论”，“在互联网电影数据库中，几乎每位演员都能通过 6 位或少于 6 位的合演者联系到凯文·贝肯”这个论证尤其让它出名。[11] 这一现象说明，复杂网络通常具备一种特殊结构，能够非常有效地连接整个网络——这就是我们后来所说的小世界网络。一个小世界网络中少量高度相关的元素（可能是人、大脑区域或者机场），我们称之为“枢纽”。例如，从某种意义上说，希斯罗国际机场和纽瓦克国际机场都是枢纽，因为它们有飞往许多不同机场（包括其他枢纽）的航班，而纽约、伊萨卡、加利福尼亚、弗雷斯诺的机场可能只有飞往其他一两个机场的航班。神经成像研究表明，人类大脑具备很多小世界网络的特性，而网络分析工具的应用则带来了很多关于大脑功能的新发现，我们将在第五章进一步探究这个问题。

“成长的烦恼”

当一种新的检测工具出现时，科学界通常会尽力弄清楚它处理数据的方式和局限性，fMRI 也不例外。事实上，由于人们的高度关注，fMRI 研究成了一个容易受到研究人员非难的目标。

fMRI 分析的一大主要挑战是，我们需要同时收集很多数据。在心理学研究中，我们也许只需要测量 5 到 10 个不同的变量，但在 fMRI 研究中，我们经常需要从大脑中 10 万多个位置收集数据。fMRI 发展史上的一件趣事，给这个处理海量数据的独特挑战增添了浓墨重彩的一笔。

2009 年，我在人类大脑图谱组织担任项目委员，该组织负责审核科研人员提交的材料，确保它们符合组织的标准，以便将其在年会上介绍给大家。其中一项退稿标准涉及材料的严肃性，一位审稿人因此标记了一篇特别的文章。文章题为“大西洋鲑鱼死后种间视角的神经关联：多重比较校正论证”，看上去确实不像玩笑，但仔细阅读文章后你会发现审稿人的忧虑所在：

对象：一条参与 fMRI 研究的成熟大西洋鲑鱼（安大略鲑）。它长约 19 英寸、重约 3.81 磅，在扫描期间已经死亡。

任务：鲑鱼需要完成一项开放式心理学任务。研究人员向鲑鱼展示处于社会情境中的人类个体的照片，照片上标有详细的情绪效价。研究人员要求鲑鱼判断照片中的个体当时正在经历何种情绪。[12]

做这项研究的克雷格·贝内特和他的同事把一条死鲑鱼放进MRI扫描仪中，交给它一项“任务”，然后记录下了fMRI数据。他们随即用一种特殊方法对数据进行了分析，结果发现鲑鱼的大脑对该任务有明显反应（见彩图5）。他们这样做不是为了证明鲑鱼死后还存在某种心理能量，而是为了证明fMRI数据分析的一个关键点——这个关键点我们在很多年前就知道了，但许多认知神经科学界的研究人员一直对它视而不见。

记住，fMRI数据是通过测量大脑中的许多小立方体（体素）得来的。在一次标准的fMRI扫描中，我们可以收集5万至20万个体素的数据。为了判断对任务有反应的是哪个大脑区域，我们需要计算出每个体素的统计数值。如果该部位确实对任务有所反应，那么统计数值就能告诉我们这个体素的信号波动方式与我们的预期在多大程度上是一致的。接着，我们必须判断哪个区域的反应强烈到无法用随机波动解释，而应该用统计学来检验。如果体素内的反应强烈到我们认为不能用偶然性解释，那么我们就把它视为具有统计学意义的反应。为此，我们需要确定我们有多愿意接受假阳性结果——也就是，虽然数据并不代表有实际信号，但仍被视为具有统计学意义的结果（“第一类误差”）。我们可能还会犯一种错误，即体素内确实存在反应活动，但我们没能找到一个具有统计学意义的结果——我们称之为“假阴性”或“第二类误差”。这两类统计学错误存在于一种微妙的平衡中——保持其他条件不变，我们对假阳性容忍度的提高会导致假阴性率降低，反之亦然。

我们愿意接受的假阳性率一般是 5%。如果使用这个阈值，那么我们会在 5% 的检验中犯下假阳性错误。如果我们只做一次检验，那么这似乎是合理的——我们在 20 次检验中应该会得出 19 次正确结果。但如果我们同时做数千次统计检验，结果会怎样呢？我们在分析 fMRI 数据时就是这样做的。如果使用 5% 的标准，那么我们犯错误的次数就等于 0.05 乘以检验次数，这表示面对 10 万个体素，我们几乎肯定会犯下数以千计的假阳性错误，而这其实正是贝内特及其同事所发现的。他们写道：“我们能从这些数据中得出鲑鱼正在执行换位思考任务的结论吗？当然不能。我们能确定的是，如果多重比较不受控制，那么（fMRI）时间序列中的随机‘噪声’就可能产生欺骗性的结果。”不幸的是，人们在媒体上讨论这些结果时，经常会忘记他们的上述结论，从而产生一种误导性的印象，即 fMRI 数据不可信。

事实上，神经成像研究者早在 PET 成像时期就已经认识到了“多重比较”的问题，而统计学家也提出了很多不同的应对方法。最简单的方法（以数学家卡洛·邦费罗尼的名字命名）是用每次检验的假阳性率除以检验次数。这虽然能控制假阳性率，但通常过于保守，意味着实际的假阳性率将会小于 5%。这是有问题的，因为我在上文提到过，假阳性率和假阴性率之间存在一种“你高我低”的关系，因此，过于保守的检验也会导致假阴性率升高，这意味着研究人员无法找到真实存在的反应效果。不管怎样，研究人员不必过于保守而又能控制假阳性率的方法有很多种。在神经成像发展早期，没有经过适当统计校正的 fMRI 论文比比皆是，而现在，几乎每篇 fMRI 论文都会进行多重比较校正。

fMRI 是巫术吗

另一个广为人知的对 fMRI 的批判集中于神经成像研究的常见课题，即人的行为差异和大脑活动差异之间的关系。可以将我和同事萨布里纳·汤姆、克雷格·福克斯、克里斯托弗·特里帕尔做的一项研究作为例子，该研究旨在弄清楚为何有些人比其他人更愿意冒险。[13] 我将在第七章探讨这项研究。我们在 16 名受试者接受 fMRI 扫描期间向他们展示了各种赌博（比如，赢得 26 美元或输掉 14 美元的概率均为 50%），并询问他们是否愿意参与赌博。为了确保意愿的真实性，我们在扫描结束后随机选择了几名受试者，如果他们表示愿意参与赌博，我们就以现金为赌注，抛硬币定输赢。一般来说，人们都厌恶损失，这意味着大多数人不会愿意，除非他们可能赢得的现金两倍于他们可能输掉的现金。但是，我们也发现，人们在损失厌恶方面存在很大差异：有些人只要可能赢得的现金比可能输掉的现金多一点儿，就会愿意参与

（比如，赢得 14 美元或输掉 12 美元的概率均为 50%），而其他人则在可能赢得的现金几倍于可能输掉的现金时才会愿意参与。

为了理解这一点，我们开始分析他们的大脑对提高收益和提高损失的反应，结果发现，在他们的选择中，一些大脑区域与我们观察到的损失厌恶之间的关系非常密切，也就是我们所说的“神经损失厌恶”，这反映为大脑更容易被收益激活，而不是被损失“冻结”。事实上，我们发现行为和大脑活动之间的关系非常紧密。我们用一个叫作“相关系数”的统计数值来定义大脑活动和行为之间的关系，数值从 1（意味着变量完全相关）到 0（意味着变量完全无关），再到 –1（意味着变量反向变动）。我们发现，受试者的行为和大脑信号的相关系数是 0.85（摘自研究论文的图 3.2 表明了这种高度相关性）。这个结果似乎好得令人难以置信——但是物理学家理查德·范曼说过：“（科学的）第一原则是你不能欺骗自己，因为你是最容易被欺骗的人。”[14] 我们原本应该回归研究，复制这一发现，然后再发表论文，但是 fMRI 研究要花费成千上万美元和几个月的时间。新发现带来的兴奋战胜了我们的怀疑精神，论文被提交给知名期刊《科学》，并于 2007 年被刊出。

与此同时，埃德·武尔和哈尔·帕什勒正在合作撰写一篇论文。这篇论文会震惊 fMRI 界，并导致严重的公共危机。武尔和帕什勒看到了其他研究人员公开的数据，它们和图 3.2 的数据非常接近。这让他们产生了“数据完美得不现实”的想法。他们怀疑，这种量级的真实相关性只有在相关基础变量高度可信的情况下才有可能——这里的“可信”指的是，如果进行两次测量，我们应该得到相同的数值。事实上，有一条统计规则就是，两个变量之间的真实相关性不可能比其中一次测量的可信度高出很多。我们知道对这种赌博任务的心理测量的可信度很少高于 0.8，这原本应该能阻止我们。我们和其他人还对跨时 fMRI 测量的可信度进行了研究，我们知道它同样很少超过 0.8，而且通常要低很多。那么，研究是如何发现这种高度相关性的呢？

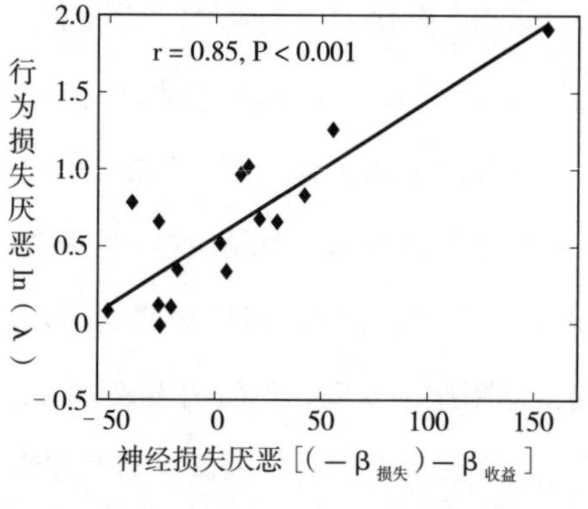

图 3.2　这张图摘自我们在 2007 年发表的论文，显示了行为损失厌恶和神经损失厌恶之间奇怪的高度相关性。造成这种高度相关性的部分原因在于分析的非独立性。

武尔及其同事直觉上知道这是由一种被称为“非独立性”或“循环性”的统计错误造成的。如果我告诉你一个新发现，即斯坦福大学学生的高考分数明显高于一般学生，你立即就会嘲笑我说：“那是当然！”斯坦福大学学生的高考分数一定比一般学生高，因为高考分数正是大学录取他们的变量之一。至于 fMRI，我们对所有的体素进行了大量的相关性检测。如果我们筛选出相关性最高的检测结果并记录下来，那么数值看起来会大得惊人，但这是我们人为操纵的结果。事实上，你可以用这种分析方法（也就是我们在 2017 年发表的论文中所用的方法）从完全随机的数据中发现离谱的高度相关性。[15] 你可以想象一种不同的分析方法：我们用一组数据来查找感兴趣的区域，然后用另一组独立的数据计算相关性，也就是武尔所说的独立性分析。和非独立性分析不同，这种方法不受循环性的影响。

武尔之所以着眼于社会神经科学领域，部分是因为大脑－行为相关性分析在这一领域非常普遍。他请求很多作者提供有关分析方法的信息，然后将所有分析分成独立性分析和非独立性分析两类。结合研究成果，他发现使用非独立性分析方法的研究得出的相关性数值远远高于使用独立性分析方法的研究，而且几乎所有相关性高于 0.8 的研究都使用了非独立性分析方法。

武尔团队对认知神经科学领域发起了一场咄咄逼人的挑战，并将批评文章命名为“社会神经科学的巫术相关性”。[16] 2008 年，在这篇文章发表之前的某个时间，我收到了一份复印件。我在阅读论文的时候有一种不祥的预感：虽然我们 2007 年发表在《科学》上的那篇论文并未被列入他们的清单，但我看得出来，我们犯了同样的非独立性错误。我仍然认为我们的大部分结果是可靠的，因为图 3.2 所示的相关性主要是用于例证，而且其基本结果也经过了严格的多重比较校正，但我还是担忧这张示意图会误导读者。我开始采用一种被称为“交叉验证”（我会在第四章详细探讨）的技术来重新分析数据，这种技术不受非独立性的影响，能检验我们对独立数据的预测能力。我发现，当使用恰当的独立性分析方法时，相关性仍然有效，但比使用非独立性分析方法时降低了大约40%。[17]因此，我们的结论仍然有效，但没有我们原来认为的那么令人印象深刻。

罕见的是，科学界对数据分析方法的争论登上了《新闻周刊》的版面，但也预示了一场由这篇论文引起的腥风血雨。它还鼓动fMRI研究人员和统计学家发表了一组激烈的回应文章，他们中的大多数人都认可武尔的批判的实质内容，并认为如果武尔的语气不那么危言耸听就更好了。但也有人持不同观点。公平地说，大家认为马特·利伯曼（当时他和我在加州大学洛杉矶分校共事）是武尔的主要目标。他于2003年发表的论文出现在武尔所认定的“巫术”示例清单的开头，武尔还宣布，他已经发现了利伯曼团队在分析方面的一个统计误差。利伯曼和他的同事埃利奥特·贝尔克曼、托尔·韦杰回应说，“这篇文章发表前的大部分影响得益于它咄咄逼人的语气，这在科学文献领域几乎史无前例，也使得这篇文章易于在新闻报道中病毒式地扩散”。[18]他们还想继续论证研究人员并不想故意夸大统计相关性——但这在当时很难被证明，正如武尔回应此事时指出的一样，[19]有些研究人员在新闻发布会上称他们得出的相关性“高得吓人”。

武尔及其同事的批判彻底震撼了我，促使我反思我们是怎样做 fMRI 研究的。我一直认为自己是一名相当懂行和谨慎的研究人员，但事实上，我被那些看似很高的相关性欺骗了，这表明我还有很长的路要走。在接下来的几年里，我们越来越留意数据分析方法可能让我们犯的错误，并且认为这些改进提高了研究的可信度。

第四章

fMRI 能“读心”吗

在青少年时代看过的电影中，《头脑风暴》给我留下的印象非常深刻。在影片里，克里斯托弗·沃肯饰演的科学家发明了一种设备，能够记录一个人的全部意识体验，并允许其他人对其进行复制。我们想到的“读心”概念，通常出现在这类科幻场景中，但在某些 fMRI 研究人员看来，这与科学事实很接近。2009 年，电视台记者莱斯利·斯塔尔采访了卡内基－梅隆大学的马赛尔·朱斯特，后者是 fMRI 解码领域的早期研究者。部分采访内容如下：

斯塔尔：你认为有一天，天知道是未来的哪一天，会出现能够读取复杂思想的机器吗，比如“我讨厌某人”或“我喜欢芭蕾是因为……”？

朱斯特：当然，而且用不了二十年，我想三五年内这种机器就会出现。

斯塔尔：（有点怀疑）三年？

朱斯特：好吧，五年（笑）。[1]

你觉得幸运也好，不幸也好，我们还没走到那一步——但此类研究已经开始有所发现，很多人认为这些发现相当于“读心术”。

破译思想语言

大约在我公开批判反向推理的2006年，认知神经科学领域的研究人员对挑战fMRI在判断人类思想方面的极限越来越感兴趣——他们有时会充满新意地称之为“读心”，但更准确的叫法应该是“解码”。我在第一章提到过专栏文章“这就是你们的政治头脑”中的反向推理，又在上一章探讨过哈克斯比的人脸信息解码研究：两者的目标在本质上有些相似，都是意图通过大脑活动来判断人的思想；但两者采用的方法截然不同，因为后者用统计学工具精确量化了我们能在多大程度上解码一个人正在想什么或经历什么。

所谓大脑解码，你可以把它理解成大脑试图在两种语言，也就是人类的自然语言和大脑中思想的生物“语言”之间进行转换。我们无法直接“听见”大脑的语言，因此，要实现这种转换，就要借助一组传感器（如MRI扫描仪）。我们稍后会谈及，仅用fMRI来实现这种转换非常困难，几乎不可能。然而，一个更容易实现的目标是：编写一部词典，将fMRI信号模式与特定心理状态或体验一一对应起来。而这正是fMRI研究领域的领导者之一杰克·加朗思考的问题：

原则上，你能解码大脑中正在产生的各种思想……你可以把这想象成编写一部词典。假设你是一位人类学家，你到了一个陌生的岛上，岛上居民说着一种你从未听过的语言，你也许会指着一棵树说“树”，再听岛上居民用他们的语言说“树”，随着时间的推移，你就能编出一部词典，用来将这种外语翻译成你的语言。本质上，我们神经科学家也在做同样的游戏。[2]

这样一部词典不会呈现给我们大脑语言的完整句子，但至少能呈现给我们单词——而这通常足以让我们走得相当远。到目前为止，你可以认为，几乎所有 fMRI“读心”方面的研究工作都在为编写这样一部词典而努力。对此我想说，这部收录了大脑语言中简单、常用单词的词典非常不错。

告诉我你在想什么

哈克斯比及其同事的研究表明，你可以非常准确地将 fMRI 信号解码成视觉感知内容。但是，很多研究者对此并不感到特别惊讶，因为我们已经知道，用来处理视觉信息的大脑区域是颞叶，即使是处于麻醉状态的动物，其颞叶中的神经元也会对视觉物体产生反应——这意味着，他们在实验中甚至不需要动物有意识地看着视觉物体。那么有意识的思考过程呢？约翰·迪伦·海恩斯回答了这个问题。20世纪中期，他在伦敦大学学院维康信托神经成像中心，也就是认知神经科学研究人员所熟知的“功能成像实验室”从事博士后工作。当时的功能成像实验室是（现在仍然是）世界顶尖的神经成像中心之一，而和海恩斯共事的是一位名叫杰伦特·里斯的年轻教授，他因为研究“我们是如何意识到视觉物体的”这一问题而广为人知。他们共同发表了一系列研究成果，展现了如何用神经成像来解码人类有意识的视觉体验的内容。在其中一项研究中，他们用不同的颜色对一名受试者的每只眼睛进行视觉刺激，[3] 这会造成一种叫作“双眼拮抗”的现象，也就是受试者的意识感知间或会在两只眼睛之间转换。在对受试者进行 fMRI 扫描时，他们记录了受试者在每个时间点感知到的色彩。结果表明，他们能通过 fMRI 数据，相当准确地解码受试者在每个时间点感知到的色彩。

很多人可能觉得，对视觉体验的解码还不能被称作成熟的“读心术”，但海恩斯的下一项研究让你很难对此持有异议。他要搞清楚他是否能够通过 fMRI 数据来解码一个人的行动意图。为此，他给受试者布置了一项任务：受试者必须选择进行加法还是减法运算。在每次实验中，受试者首先会看到一个提示，从而决定进行加法还是减法运算，几秒钟后屏幕上会出现两个数字。受试者有一段时间进行加法或减法运算，接着他们会看到一组包含运算结果的备选数字，并被要求从中选出他们之前选择的运算的结果。随后，海恩斯提出一个疑问：他能否通过初始提示阶段（此时受试者只是在想自己将会怎么做）的 fMRI 信号，来预测每个人实际会选择哪种运算（海恩斯根据这个人在调查中选择的数字得出结论）。结果令人吃惊：有几个大脑区域的活动能预示一个人将会做什么。这种预测不算完美——准确率大约为 70%，而随机猜测也能达到 50% 的准确率，但却强有力地证明了 fMRI 能够解码人们内心深处的抽象思考。

哈克斯比、海恩斯等人的研究有一个严重的缺陷：在每种情况下，预测只针对特定的人。也就是说，完成这种预测的前提是从一个人身上收集某些数据，然后用这些数据去调整统计模型，以便之后能根据从这个人身上收集到的其他数据做出预测。他们没有在不同的人身上检验这种预测能力。因此，研究显示的实际结果和媒体上的一些讨论之间产生了严重错位，这引发了人们对用 fMRI 预测犯罪和其他行为的关注。看了海恩斯的研究成果后，我开始对这个问题感兴趣：如果我们从未见过某个人的大脑，是否有可能通过 fMRI 数据来解码他的精神状态呢？为此，我们从 130 个人身上收集了数据，他们每个人都在我的实验室中参加过 8 项不同的研究之一。这些研究涉及不同的认知任务，从读单词到参与现金赌博，再到学习新的物体分类。我突然想到，我们可以建立一个统计模型来预测他们正在进行哪一项认知任务。我和罗格斯大学的史蒂夫·汉森和瓦里克·哈尔琴科进行了合作，他们是开发这类模型的专家。他们的研究领域充满了各种术语，比如“机器学习”、“统计学习”和“模式分类”——但你可以把它当成是根据数据做出正确预测的科学。我们想要通过大脑成像来预测一个人在想什么，但我们使用的统计工具和脸书用来识别照片上的人脸以及谷歌用来判断垃圾邮件的工具没什么两样。

我们使用了机器学习领域的一种标准方法，叫作“交叉验证”。哈克斯比和海恩斯在我们之前也用过这种方法。交叉验证能让我们知道我们的统计模型能在多大程度上推广至新数据。原则上，我们可以通过建立另一个数据集来验证这一点，即看看根据第一个数据集建立的模型能否很好地适用于第二个数据集，但我们常常没办法收集到其他数据集。交叉验证的原理既简单又非常有效。首先，我们将数据分成子集。为了简便起见，子集越小越好，每个子集可以代表一名受试者。这样的话，对于 130 名受试者而言，我们会有 130 个子集。接着，我们留下一个子集，然后分别用其他所有子集的数据来建立统计模型，并用模型对预留的数据进行检验。例如，第一轮，我们会将 1—129 号受试者的数据拟合到模型中，再用模型来检验 130 号受试者的数据。第二轮，除 129 号受试者外，我们会将其他受试者的数据拟合到模型中，再用模型来检验 129 号受试者的数据。以此类推，直到我们检验完所有可能的子集。这种技术叫作“留一法”交叉验证，听起来很好理解。对于每一个预留的数据集，我们都会检验我们的预测和实际情况的匹配度。在这种情况下，我们知道每个人在执行 8 项任务中的哪一项，也能根据他的大脑活动，用统计模型来预测他在执行哪一项任务：我们数一下正确预测的次数，就可以得出准确率。我们能够以大约 80% 的准确率预测受试者正在执行什么任务——如果我们仅靠猜测的话，准确率只有 13%。这项研究首次明确地证明了，即使统计模型基于其他人的数据，我们仍有可能通过 fMRI 数据来解码一个人的心理状态。这为将来进一步推动大脑解码的研究奠定了基础。

解码“心灵之眼”

到目前为止，我们讨论过的 fMRI 解码研究都集中于在少数可能的状态中进行选择的能力——如哈克斯比的研究中的 8 种不同的图片（第三章），但真正的“读心术”意味着能够根据大脑活动重建任意思想或图像。发表于 2008 年的两项研究成果表明，基于贝特朗·蒂里翁领导的一个法国团队的早期工作，这是可能的。这两项研究使用的方法与先前的研究截然不同：先前的解码研究使用的是通用机器学习法（用它很容易就能预测出你打算在亚马逊网站上买什么），而这两项较新的研究使用的是模拟人类视觉系统结构的模型。

肯德里克·凯和伯克利大学的杰克·加朗合作，想要检验是否有可能从很多图像中识别出自然图像。凯和他的同事托马斯·纳斯拉里斯分别在 MRI 扫描仪中待了几个小时，观看了近 2 000 幅不同的自然图像。[4] 他们用对应于其中 1 750 幅图像的大脑反应创建了一个由人类视觉皮质结构决定的统计模型。这一“定量感受野模型”大体能算出每一个视觉皮质体素对视觉世界的哪部分是敏感的，我们通常将这些部分称作“感受野”（见图 4.1）——你可以将它想象成一幅地图，地图上标明了特定大脑部位关注的是视觉世界的哪一部分。通过将很多体素中与视觉世界相对应的部分组合在一起，他们生成了整个视觉皮质的模型。接着，他们利用剩余的 120 幅图像的数据，试图了解该模型能否仅仅通过 fMRI 数据识别出当时他们正在看的图像（在 120 幅图像中）。为了做到这一点，他们了解了每幅图像所引发的实际大脑活动情况，并将其与由每幅图像的模型所预测的大脑活动情况进行比较，看看正在被观看的图像所引发的实际大脑活动情况，是否比其他 119 幅图像所引发的情况更接近模型的预测。如果让

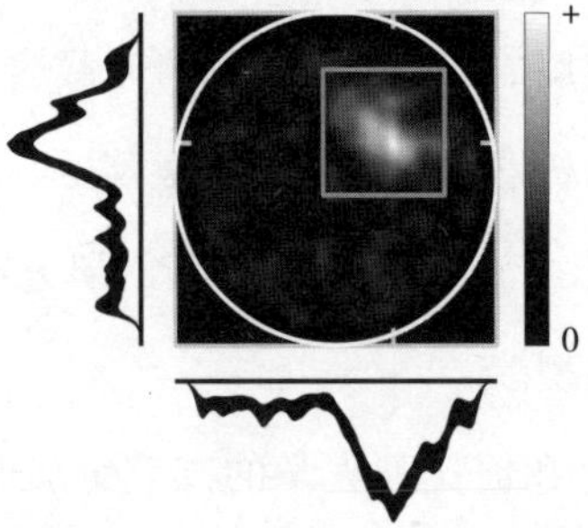

图 4.1　2008 年，肯德里克 · 凯的研究重建了单个体素的“感受野”。图片显示了大脑中不同体素对视野中不同位置的刺激的反应情况——每个体素都有自身的小区域。图中亮点表明这个体素对哪一部分视觉场景——也就是视野中央偏右的一小块——是敏感的。感谢肯德里克 · 凯提供的未发表图片。

你猜的话，你猜对的概率不足 1%。但在两次实验中，凯和加朗都以很高的准确率选对了图像（一次的准确率是 92%，另一次的准确率是 72%）。这表明，我们解码视觉图像内容的能力远远超出了以往所研究的少数类别，但还没有达到完全重建任意图像的地步。

日本京都大学学者神谷之康和他的同事在重建图像的研究上又迈进了一步。[5]他们构建了一整套的简单解码器，每个解码器都要学习，如根据来自一小部分视觉皮质的数据来解码一小部分视觉图像的信号。这种方法与凯和加朗所用的方法基本类似。接着，他们用机器学习法来学习如何将这些解码器组合起来以便最有效地重建图像。结果令人印象深刻，他们重建了简单的几何图形和单词“神经元”（neuron），后者是最终发表这项研究成果的期刊的名字。

完全重建自然图像的最后一步同样由伯克利大学的加朗团队完成，但这次的领导者是托马斯·纳斯拉里斯。[6]这项研究取得了两大进展，从而让研究人员能够重建自然图像。首先，他们采用了贝叶斯分析法，将数据和先验知识相结合，以确定最佳重建方法。从互联网上随机选择的 600 万幅图像构成了该研究的先验知识。他们的做法本质上是用 fMRI 数据创建一幅预测图像，然后看 600 万幅实际图像中的哪一幅最接近预测图像。其次，他们为每一幅目标图像手动生成了有关场景语义类别的信息（如有生命和无生命、室内和室外）。再次，他们使用了来自更高视觉区域

（已知该区域会对物体类别做出响应）的数据来检验现有分类。把这些结合起来，他们就能完成令人印象深刻的“重建”——每幅图像实际上都是从600万幅图像中选出的最接近真实情况的图像。最后，他们还用这种方法重建了电影画面。你可以质疑这算不算真正意义上的重建，但所有能根据大脑活动成功解码图像的模型，可能都必须用到关于自然图像特征的强大先验信息，正如我们的视觉系统在识别图像时会用到这些信息一样。

解码脑损伤患者的意识

神经科学家担忧的所有事情当中，严重的外伤性脑损伤一定排在首位。车祸或摔倒对头部的撞击可以瞬间让一个健康、认知功能完好无损的人变得意识全无，而在受到这样的伤害之后，你所能期望的最好结果就是基本的生活自理能力，智力和性格上的完全康复根本不可能。急救技术的进步使越来越多的人在严重的脑损伤中存活下来，但这些幸存者的意识状态通常会发生变化。意识的最低层次是昏迷，昏迷的人完全没有反应（即使是对痛觉刺激），也不会睁开眼睛。昏迷和“脑死亡”不同：“脑死亡”代表的是一种更严重和不可逆转的脑损伤，而昏迷者仍有脑电活动，虽然这些活动很不正常。随着时间的流逝，昏迷者一般会表现出一些大脑功能的迹象，比如睁开眼睛，但依然没有反应，也不会表现出任何有意识的外部迹象。这就是“植物人”状态，如果他能通过管子进食且得到其他方面的照料，那么这种状态有时能持续多年。在其他情况下，这个人开始表现出越来越多的有意识迹象，并且经常处于一种最低意识状态中——他时而清醒时而昏迷，有时能和别人互动，有时则没有反应。

长期以来，人们认为“植物人”没有意识，因为他们似乎没有知觉，并且通过 EEG（脑电图）测得的他们的脑电活动也不正常。但我们知道在一些案例中，看似没有反应的人可能有完整的意识——这就是罕见的、由脑干损伤引起的闭锁综合征，患者虽然完全清醒，但除了眨眼和转动眼球外，无法做任何动作。如果一些被认为是“植物人”的患者实际上有意识，只是无法表达，就像意识被锁住一样呢？阿德里安·欧文在过去 20 年里一直试图回答这个问题。他是一位认知神经科学家，起初用 PET 来研究基本的认知过程，但从某个时刻起，他开始沉迷于探索有意识知觉，并用 fMRI 来判别意识障碍患者的有意识知觉。

欧文的方法非常简单。他让受试者进入 MRI 扫描仪，然后要求他们做两件不同的事情：要么想象打网球，要么想象在自家房子内导航。他选择这两项任务是因为他知道，根据对健康人的研究，如果受试者正确执行任务的话，这两项任务应该会唤起截然不同的大脑活动模式。他用这个方法测试了一名 23 岁的女性，她 5 个月前在车祸中遭受了严重的脑损伤，陷入了“植物人”状态，对刺激完全没有反应。尽管无反应意味着她没有完整的认知功能，但 fMRI 却得出了不同的结果。当研究人员让她想象打网球时，她的运动前区皮质开始变得活跃；当研究人员让她想象在自家房子内导航时，她的神经网络表现出健康人在空间导航过程中才会出现的大脑活动（见彩图 6）。[7] 这一标志性发现激发了更广泛的分析，同时也表明，“植物人”通过有意识知觉测试的比例相对较低——在随后由马丁·蒙蒂主导的一项研究中，54 名“植物人”中只有 5 名表现出有意识迹象。[8]

用神经成像来检测脑损伤患者的有意识知觉是一项重大进展，它表明了 fMRI 解码在现实世界中的实用性。同时，这些研究也引发了一些伦理问题和医学问题。首先，“植物人”能回答问题，意味着他们基本上会被问及一个最难回答的问题：他们还想活下去吗？这些人无法自己进食，只能靠管子维生，理论上他们可以要求终止生命。我们该如何判断他们在做这个决定时，是否有足够的推理能力？我们又该如何回应？健康人认为这些“植物人”会选择结束他们的生命，但这种想法毫无意义，因为一些证据揭示的结论恰好相反。尤其是，一项评估闭锁综合征患者主观幸福感的研究表明，大多数患者觉得活着很幸福，只有 7% 的患者要求终止生命。[9] 护理人员和医师也需要深入考虑，用 fMRI 了解患者的有意识知觉以及向他们提问，将会改变前者对待患者的方式。护理人员和医师会尝试为一次危险的、很可能带来消极后果的手术寻求患者的同意吗？我们还需要知道，这些有意识迹象是否预示着患者未来会康复、会康复到什么程度，以及如果不能提供任何有效的临床指导的话，了解患者的认知状态是否有实用价值。

你真的疼痛吗

我听过一位著名的疼痛研究专家的讲座，他一开场就提出了一个似乎显而易见的观点：大脑感受疼痛。他指的是，我们对疼痛的天然厌恶取决于大脑对从末梢神经输入的刺激做出反应的方式。如果锤子意外地砸到了我的大拇指，大拇指上的专门神经受体就会向我的大脑发送一个信号，告诉大脑发生了不好的事情，而这些神经刺激对我来说就是令人厌恶的疼痛体验。疼痛令人讨厌但却不可缺少，它提醒我们要保护受伤部分，从而防止进一步受伤，同时也提醒我们寻求必要的治疗。疼痛的重要性对那些受先天性镇痛症折磨的人来说非常明显——他们生来就无法感受疼痛。莫·康斯坦丁这样描述患有这种疾病的青少年阿什利的情况：

刚出生的时候，她很少发出声音；长乳牙的时候，她差点咬掉自己的一半舌头。在成长过程中，她父亲忘记关掉的高压清洗机灼伤了她手掌上的皮肤；有一次，她父母隔了整整两天才发现她的一个脚踝受伤了。她曾经被几百只火蚂蚁包围、咬伤，曾经把手伸进开水里，曾经因为无数其他原因受伤，但从来没有感觉。[10]

研究人员一直在用 fMRI 研究急性疼痛，通常是用热探针对受试者进行疼痛刺激（在内脏痛研究中会使用直肠气囊）。这种急性疼痛会激活一系列大脑区域，我们称之为“疼痛矩阵”——它包括接收来自身体的感觉输入的躯体感觉区、脑岛、前扣带回皮质等区域。因为你已经在本书的多个地方读到过后者，所以你可能会问，这些区域是否只能被疼痛感激活，答案是否定的。随着机器学习技术的发展，研究人员开始考虑是否能根据大脑活动来解码疼痛体验。托尔·瓦格是科罗拉多大学博尔德分校的一名研究人员，他领导了这项研究，开发了一种他称之为“疼痛神经信号”的技术。在发表于 2013 年的具有里程碑意义的论文中，他的团队证明，他们可以用 fMRI 和一种能以最佳方式将不同大脑区域数据组合在一起的机器学习技术来准确预测疼痛级别。[11] 根据一个人的大脑图像，他们能预测这个人在 9 分疼痛量表上的得分，误差大约只有 1 分，即他们判断一个人是否感到疼痛的准确率超过 90%。

疼痛有哪些不同的类型呢？所有因为失恋而心碎的人都知道，这种痛楚不同于生理上的急性疼痛，但它还是让人难受。为了检验他们的模型能不能区别生理疼痛和心痛，瓦格和他的同事招募了一组刚刚分手的受试者。在扫描期间，受试者观看了前任恋人和其他朋友的照片，同时也单独接受了一次生理疼痛扫描。虽然前任恋人的照片和生理疼痛引发了很多相同大脑区域的活动，但算法还是能准确区分这两种疼痛。

急性疼痛是帮助预防和减少伤害的有效信号，但当它变成慢性疼痛时会造成痛苦、残疾，甚至自杀。2012 年，认知神经科学界就因为慢性疼痛失去了最闪耀的明星之一。伦敦大学学院的教授乔恩·德赖弗一年前在摩托车事故中受伤，因而遭受慢性疼痛的折磨，后来选择了自杀。慢性疼痛也是很多民事诉讼的焦点，起诉人要求得到与所受疼痛相关的赔偿。这些诉讼总是面临一个挑战，那就是，你不可能知道这个人是否真的备受其声称的疼痛的折磨，还是为了得到金钱赔偿而谎称处于疼痛之中。这些新的 fMRI 疼痛信号能更好地证实他们所声称的慢性疼痛吗？有可能，但我们还没走到那一步。最重要的是，有关慢性疼痛的大脑工作原理似乎不同于急性疼痛。瓦尼亚·阿普卡里安及其同事的研究表明，慢性疼痛激活的大脑区域完全不同于急性疼痛。比起急性疼痛，慢性疼痛激活的区域更多地涉及情绪处理。[12] 这意味着瓦格团队研发的神经疼痛信号可能无法检测多种形式的慢性疼痛，我们需要其他工具。

就像 fMRI 测谎一样，缺乏坚实的科学基础并没有阻止人们把这些技术商业化并运用到法庭上。但和 fMRI 测谎不同的是，疼痛检测已经被允许用作法庭证据：在科赫诉西方乳胶公司案中，卡尔·科赫就工伤事故引起的慢性疼痛起诉了他的雇主，并提交了 fMRI 证据以证明其饱受疼痛折磨的事实。[13] 现在美国市场上有很多为民事诉讼提供 fMRI 疼痛检测服务的公司。大多数公司所使用的方法都是秘密，但有一家公司——慢性疼痛诊断公司——在一份同行评议期刊上公开了它的研究成果，[14] 这一点值得称赞。我们通常认为在同行评议期刊上发表文章就代表行业认可了该项研究的质量，但情况并不总是如此，因为这取决于评议人是否具备发现缺陷的专业知识，尤其是像机器学习技术这种令人棘手的新方法。就慢性疼痛诊断公司的研究来看，缺陷很明显：样本量太小，不具有任何参考意义——每个小组只有 13 名受试者。该研究声称他们检测出慢性疼痛的准确率高达 92%，但法国机器学习专家格尔·瓦罗科的研究早已表明，小样本量可能会导致人们高估这种检测的准确率。[15] 此外，受试者可能故意欺骗扫描仪的问题依然存在（我们在第六章讨论 fMRI 测谎的时候会再提到这一点）——尽管托尔·瓦格团队的研究已经表明神经疼痛信号不受想象中的疼痛影响。[16] 我当然希望，有一天 fMRI 会帮助忍受疼痛的人们伸张正义，防止法律制度的滥用，但我认为在此之前还有大量艰苦的工作要做。

显然，fMRI 解码的影响力已经很大了，并且会随着机器学习技术的进步变得越来越大。在这一章，我们已经看到了 fMRI 解码在现实问题中的很多应用。在第六章、第七章和第八章中，我们会继续探讨 fMRI 解码是如何开始影响商业、医学和法律的。

第五章

大脑如何随时间而改变

2012 年 9 月 24 日，我躺进了得克萨斯大学奥斯汀分校的一台 MRI 扫描仪中，彼时我还是该校的成像研究中心主任。对像我这样的 MRI 研究人员来说，躺进扫描仪是常有的事：在测试一种新技术时，我们通常就需要躺进扫描仪中，看看它是否有效。但这次不同，因为它是未来一年多时间里将要进行的很多次扫描中的第一次。在接下来的 18 个月里，我会在得克萨斯大学、圣路易斯华盛顿大学和斯坦福大学接受 104 次 MRI 扫描。为什么我会这么做？对我来说，这是揭示基本的科学谜团“大脑如何随时间而改变”的一种手段。

考虑大脑的变化情况时，首先我们要明确时间尺度：我们谈论的是几年、几周，还是几秒之内的变化？其次，我们要追问造成变化的原因。大脑的早期发育主要依赖我们的基因组，但大脑的大部分变化则依赖基因和环境的密切互动。事实上，你的每一次经历都会通过一套被称为“神经可塑性”的大脑机制，在你的大脑的结构和功能方面留下印记（无论它们多么微小）。大脑的可塑性机制很复杂，目前研究人员仍在对其进行深入研究，但有几个事实已经得到了证实。当两个神经元同时放电时，它们之间的连接（即突触）会变得更强。这样一来，来自一个神经元的同等信号输入，就会在另一个神经元中引起更强烈的反应。这个理论最早由神经科学家唐纳德·赫布于1949年提出，因此一般被称为“赫布可塑性”——但更常见的表述是“一起放电的神经元连在一起”。如今，神经科学家对与这种神经可塑性相关的生物学基础有了更多了解，包括必不可少的分子和基因。我们还知道这种神经可塑性对学习过程来说不可或缺：如果我们给一只动物注入限制神经可塑性的药物，这只动物的学习能力就会降低。这些神经可塑性的变化几乎构成了我们所有学习和记忆过程的基础，但可塑性具体在大脑的哪个部位产生，则与学习内容相关。例如，我们记住并回忆事件的能力（心理学家所说的“情景记忆”）离不开海马体的可塑性，学习一种新的运动技能则离不开基底核的可塑性。

终其一生的大脑发育

在我们的一生中，大脑一直在改变，从胎儿发育时期的出现到老年时期的功能衰退。有趣的是，我们一生中几乎所有的神经元都是生来就有的。虽然大脑的某些部分能够在我们的一生中不断生成新的神经元，这对学习来说非常重要，但人类新生儿几乎拥有全部1 000亿个神经元，这些神经元会伴其一生。这些神经元之间的连接是学习的关键，它们在新生儿出生的第一年里发育非常快，随后大脑通过“修剪过程”，开始对它们进行筛选，这一“修剪过程”会持续一生。不过，神经成像告诉我们，大脑各部分的发育并不是同时进行的。杰伊·吉德、伊丽莎白·索厄尔等人的研究表明，前额叶皮质是大脑在结构上发育最晚的一部分，直到成年早期才能发育成熟，远远落后于大脑的其他部分。

大脑发育的另一个方面和它的连接有关。我在讨论使用 DWI 给大脑白质造像的过程时提到过髓磷脂。这种包裹着神经元的脂肪物质能帮助它们更快更准确地传递信息。DWI 研究表明，白质发育得很慢，直到一个人 30 岁时才能完全成熟。和皮质一样，大脑中白质的发育也不是同时进行的。连接额叶和其他大脑组织的长纤维束发育得最慢，其余的纤维束则在一个人 10 岁时发育成熟。在青春期，前额叶皮质与连接它和其他大脑组织的纤维束的不完全发育，可能是青少年有时似乎很容易失控的一部分原因，我会在第六章讨论这一点。

生命的另一头是令人沮丧的衰老现实：一旦过了 30 岁，我们的大脑功能就开始衰退。一些神经元随着我们的衰老而死亡，而更大的改变是，存储记忆和知识的神经元连接开始变弱。[1] 另外，包裹着纤维束的髓磷脂也开始减少。即使是健康的衰老，这些变化也不可避免，而患有诸如阿尔茨海默病等老年痴呆症的患者则面临危害更大的变化。在这些疾病中，大脑神经元里的蛋白质不断受损，神经元开始衰弱并最终死亡。一些最早的变化发生在颞叶的内嗅皮质里，内嗅皮质负责向海马体发送信号。因此，记忆问题通常是患痴呆症的第一个征兆，但要记住一点，即便是在未患痴呆症的人群中，记忆力衰退也是正常现象。然而，大脑皮质中连接海马体的整个区域网络也在发生改变。哈佛大学的兰迪·巴克纳等人结合结构性 MRI、fMRI 和 PET 的研究表明，大脑中有一组特定的区域对在阿尔茨海默病早期开始衰退的记忆起着重要作用。[2] 尤其是，他们采用了一种新型的 PET 技术，能测得大脑中受损蛋白质即淀粉样蛋白的数量，也能证明与记忆相关的区域网络呈现出最大程度的萎缩、具有最高水平的淀粉样蛋白。巴克纳的研究是神经成像为大脑疾病提供新见解的一个范例。

经验如何改变大脑

大脑通常能对中风、脑损伤等造成的损害进行自我修复。人们曾经认为，大脑在青春期后就会失去大部分可塑性，但现在我们知道，大脑对脑损伤进行修复的能力一直会延续到成年时期。还记得我在第一章提及的莉萨吗？为了治疗严重的癫痫症，她在 16 岁时接受了一场切除左半脑的极端手术。她是惯用右手的孩子，这意味着，几乎可以肯定，负责处理语言的是她的左半脑，这也符合她在手术后大约一年不会说话的事实。然而，她的大脑仍保留了大部分可塑性，我们后来对她进行的数年的研究证明了这一点。尽管她的语言功能远远谈不上正常，但她能大声阅读简单的句子和进行基本的对话。为了找到支撑这种新获得的语言功能的大脑区域，在她听单词或判断书面单词的意思时，我们对她进行了 fMRI 扫描。在上述两种情况下，我们能发现，她右半脑的活动区域与我们所预期的健康人的左半脑活动区域相匹配。不知何故，在那几年里，她的大脑进行了重新布线，她完整的右半脑接管了本该由被切除的左半脑负责的功能。

还有证据表明，即使没有遭受脑损伤或患上大脑疾病，人一生的经验也会改变其大脑。音乐家是发生这类变化的最佳研究对象之一，他们通常会花很多时间来学习并很好地将知识、听觉和运动技能融合在一起。哈佛医学院的戈特弗里德·施劳格用了 20 多年时间来研究音乐经验如何改变大脑，他和其他人的研究结果都十分清晰：音乐经验能改变大脑的结构和功能，且这种改变与经验的多少直接相关。其中一个最明确的发现就是，音乐家的胼胝体（连接左右半脑的纤维束）要比一般人粗，这些变化在从小就开始学习音乐的音乐家身上尤其明显。这可能反映了在音乐表演过程中，左右半脑之间需要更多的沟通，特别是那些必须协调双手动作的键盘乐器演奏者。另一些研究则关注了运动皮质的大小，普通人通常是优势半脑中的运动皮质更大（由于大脑和身体之间的所有连接都是交叉的，因此对于惯用右手的人来说，其左半脑是优势半脑）。然而，钢琴家左右半脑的运动皮质差不多大，这主要是因为他们的非优势半脑的运动皮质更大。看来，相较于不经常以非惯用手使用精细运动技能的普通人，钢琴家需要同时用到两只手的事实，促进了其控制非惯用手的大脑皮质的发育。

到目前为止，我讨论的都是发生在几年或几十年内的变化，但随着经验的积累，大脑活动会发生更快的变化。神经成像研究中最可靠的发现之一是：假如一个人重复做相同的事，其大脑激活水平就会降低。常见的例子是一种被称为“重复抑制”的现象：重复进行某种特定的刺激（如同一个词或同一张图片）会导致处理该刺激的大脑区域的激活水平降低。[3]例如，我给你一个名词（如“铁锤”），要求你生成一个相应的动词（你可能会说“砸”）。当你第一次这样做时，你大脑中的一组网络（涉及阅读和语言处理）以及执行控制网络（当你做一项新的认知任务时，该网络就会被广泛地激活）就会被激活。但当我再次给你一个相同的单词并要求你做相同的事时，这些网络的活跃度就会大大降低（见彩图 7）。这可能反映了两件不同的事情。第一，再次做相同的任务时，你会做得更快，这表示在这种情况下，这些大脑系统能在更短的时间内被激活，从而降低了平均激活水平。塔尔·雅克尼的研究表明，大脑中很多网络的激活水平与反应时间有关，但与这个人正在做的具体任务无关，这意味着，大脑中的网络激活水平可能反映了任务的难易程度。[4]第二，再次做相同的任务时，我们经常会采用不同的方法。在第一次被要求生成一个和“铁锤”相关的动词时，你必须搜索词汇知识来查找正确的单词。但是，如果我不久之后让你再做同一件事，你可能会再次搜索词汇知识，也可能只是记起了上次你说的“砸”这个单词。因为记住答案通常比在知识体系中搜索答案更快更容易，所以它引起的大脑激活水平也更低。

大脑的波动

上述研究让我们了解到很多有关大脑变化的知识，这些变化有的发生得很慢（需要数年或数十年），有的发生得很快（只需要几分钟）。我的实验室多年来一直在研究这两个课题，但在某个时刻我开始意识到，我们对于大脑随时间而变化的理解存在一个严重的缺陷，那就是，它是如何在几天、几周和几个月内发生变化的？这很重要，因为精神病患者的心理功能可能会在这个时间范围内出现巨大波动，而这种波动一定是他们的大脑在这段时间内发生改变的反映。对精神分裂症患者和双相情感障碍患者的详细研究表明，他们的症状和他们日常生活功能的整体水平可能会在几周内出现剧烈波动：在第一周内，一个人可能完全正常，但在两周后，这个人就可能完全失能。[5]因为我们无法在弄懂健康的大脑如何随时间波动之前弄懂有病变的大脑如何变化，所以我们的科学知识中似乎出现了一个重大的空白——那时候，还没有对这类波动进行探讨的研究。

造成这一科学盲点的原因不难理解。首先，认知神经科学家大多把大脑看成一个相对静止的实体。我们知道经验会改变大脑，但我们通常认为在对一个人进行扫描时，是在对他的大脑活动拍一张有代表性的快照。而且，研究人员通常认为几周或几个月内的波动没那么有趣。其次，做这种纵向研究实际上很难。让一个人接受一次 MRI 扫描很容易，但要让他在几个月内接受多次扫描非常难——只要想象一下我要求你在一年内每周来进行一次 MRI 扫描就知道了。理论上，我们可以支付足够的报酬以确保他们每次都能过来，但一般来说，审批我们的研究的伦理委员会不会允许我们向人们支付他们认为具有强制性的金额：我们的受试者应该能在想要离开时自由地远离研究，但如果依靠实验报酬支付房租或购买食物的话，他们实际上就没有选择了。

即使我能找到志愿者，也面临着如何获得研究资金的挑战。在理想情况下，我能申请资助，以长期研究一群志愿者的大脑功能。考虑到过去的成就，我应该有很好的机会获得研究资金。但大多数资助项目（如资助美国大多数神经科学研究的美国国立卫生研究院和国家科学基金的项目）都不支持成果不明的探索性研究。相反，这类研究通常会被贴上诸如“钓鱼科研”的贬义标签。事实上，即使我后来向美国国立卫生研究院支持探索性研究的一个项目申请了资助，结果还是被拒绝了，因为评审人员认为这类研究太具探索性了。如此我就陷入了进退两难的境地：如果没有一些用来验证假设的初步结果，我就没办法获得研究资金以寻求答案；如果没有必要的研究资金，我就没办法获得申请资金所需要的实验数据。

一项疯狂的研究

就在我开始深入思考人类大脑功能随时间而改变这一事实时，一个不可能的灵感来源驱使我开始考虑将自己作为首个受试者。2011 年，我认识了劳里·弗里克，她先前是高科技企业的管理人员，后来当了艺术家。得知她对我们的研究很感兴趣之后，我们请她担任了成像研究中心的“驻校艺术家”。这对我们来说意味着两件事：第一，她和我们一起进行科学讨论，经常从有趣的外部视角来看待我们所讨论的问题。第二，她把她的一些艺术作品借给我们，让简朴的科学实验室变得更加漂亮。劳里是“量化自我”运动的资深活动家，“量化自我”是指尽可能地记录与自己有关的数据，这些反映她和其他人生活模式的数据正是她的艺术基础。劳里开始敦促我利用自己作为 fMRI 研究人员的独特身份来收集我自己的大脑图像数据，而一篇论文的出现让我开始认真考虑这个建议。

斯坦福大学的分子生物学家迈克尔·斯奈德在 2012 年发表了一篇突破性论文，这篇论文描述的研究后来被称作“斯奈德组学”（《自然》曾开玩笑地称之为“自恋组学”）。[6] 斯坦福大学的斯奈德实验室研究了很多不同的“组学”，它们是现代生物学的核心：描述基因序列的基因组学，描述这些基因如何表达的转录组学，描述从这种表达中生成蛋白质的蛋白质组学，描述参与身体新陈代谢的许多小分子的代谢组学，等等。他的团队研发出一种他们称之为“综合个人组学分析”的方法，几乎能量化所有可以量化的人类生物功能，他们用这种方法在一年多的时间里研究了斯奈德的个人生物学。斯奈德的基因组学分析显示，他的基因使他面临着患 2 型糖尿病的风险，在研究过程中，这种基因风险变成了现实：因为一次呼吸道感染，他的血糖水平激增，他患上了严重的糖尿病。谁也不希望患上 2 型糖尿病这样的重病，但斯奈德的病成了医学研究的一座“金矿”，因为在他患病过程中收集到的血样使他的实验室得以描绘出最详细的 2 型糖尿病病情发展过程的生物学图谱。尤其是，他的研究成果对炎症和糖尿病之间的关系提出了一系列新的假设，现在，这些假设正在大量的前期糖尿病患者身上被检验。

斯奈德是世界领先的分子生物学家之一，他的研究告诉我，真正的科研人员可以通过研究自己获得重大发现。当然，自我实验的想法并不新奇：纵观历史，很多研究人员在研究他人之前会先在自己身上做实验。马库斯·赖希勒在回忆录中记述了他年轻时的经历：为了测试二氧化碳对大脑代谢的影响，他用导管卡住自己的颈静脉和股动脉，使自己在几个小时内都呼吸困难。自我实验并不总会有好结果（20 世纪上半叶有 8 例自我实验导致死亡的记录），[7] 但有些自我实验改变了科学和医学的进程。以胃溃疡为例，长期以来，人们一直认为它是由压力或饮食因素造成的，但巴里·马歇尔博士提出，它可能是由一种叫作幽门螺杆菌的细菌引起的。为了证明微生物是致病的原因，研究人员必须让微生物进入健康的人体内以引起疾病，然后通过杀死这种微生物来治愈疾病。为此，马歇尔博士喝了含有幽门螺杆菌的液体。不久，他就患上了胃溃疡，通过一系列抗生素治疗，他杀死了胃里的细菌，治愈了溃疡。这一自我实验颠覆了胃溃疡的治疗方法，马歇尔也因此获得了诺贝尔医学奖。

2012 年年初，我开始和很多同事讨论我的研究计划，我们经常称其为“我正在考虑的疯狂研究”。2012 年 9 月，我启动了该项研究。刚开始时，我计划每周接受三次扫描。在最佳的可控条件下接受扫描很重要，所以我们安排了非常具体的时间——每周一的下午 5 点，每周二、周三的上午 7 点半。我们还计划在每周二收集血样，以便我们能像斯奈德一样，在研究中做一些相同的“组学”分析。因为食物对这些结果的影响很大，所以我需要在每周二早上抽血之前禁食并避免摄入咖啡因。

在研究初期，我们还得解决一个不那么重要的问题：怎么称呼我的研究。有些同事叫它“拉塞尔组学”，有些同事叫它“波德组学”，但这两个名称我都不喜欢，因为它们听上去太过自恋，也不能真正反映这项研究最重要的内容。我决定模仿我在第三章提及的塞巴斯蒂安·相的著名 TED 演讲《我是我的连接组》，称其为“我的连接组学研究”。这个名称强调了一个事实，那就是，我们对理解大脑连接特别感兴趣，也即，fMRI 测得的不同大脑区域的激活水平之间的关系，是如何随着时间而变化的。

我们开始研究后不久，就遇到了一个潜在障碍。制订研究计划时，我们已经考虑过多次接受MRI扫描的潜在副作用。幸运的是，MRI不涉及电离辐射（像X光和PET就具有辐射性），而且大量研究表明，多次扫描的副作用应该很小。最坏的打算是我可能会有些头晕，因为磁场会不断拉拽我的内耳晶体。然而，在最初的几周内，就发生了令人不安的事。我有耳鸣的毛病，或者说我的耳朵里总是嗡嗡响，这可能是因为我小时候在不戴护耳器的情况下就学习射击（在得德克萨斯州小镇长大的危害），以及在一二十岁时听了太多吵闹的摇滚乐的缘故。我的耳朵里就像住着个小朋友，每当我无聊或焦虑的时候，他就开始吹口哨。研究开始后不久，我发现我的耳鸣变得更加严重了。接受过MRI扫描的人都能理解其原因——扫描仪的噪声非常大，而我在研究中用到的扫描仪的声音更大。我喜欢科学发现，但我更在意我的听力，所以我很快就在学校听力中心接受了测试，以便了解我的听力情况，确保它没有受损。首批测试结果并不令人惊讶——我的高频听力损失相当严重，这与我在接受扫描之前的噪声性听力损伤是一致的。我继续每月进行测试，几个月的测试结果都非常一致，但在2013年4月，我发现我的听力下降得令人担忧。回想起来，这可能是一个意外（测试当天早上我有点儿感冒），但我很担心，因此决定暂停研究，休息几个月。幸运的是，那年夏天晚些时候的跟踪测试显示，我的听力和研究开始时没什么两样，于是我们在2013年6月恢复了研究。

研究开始时，我计划收集一年的数据，但在现实中遇到了各种问题，包括出差、假期、MRI 扫描仪故障，以及 2014 年春季冰雪天气导致的多次闭校。我还不得不停止每周一下午的扫描，因为它占用了当天太多的时间。最后，我用了大约 18 个月时间，收集了 48 个血样数据（总共大约 1 夸脱[①] 血）和 104 幅 MRI 图像。这项研究结束后不久，我跳槽到斯坦福大学。2014 年夏天，在帕洛阿尔托的一套临时公寓里，我用得克萨斯大学的超级计算机处理了大量数据集，深入研究了这些数据。

一个人的大脑如何随时间而改变

在研究中，我们进行了很多不同类型的 MRI 扫描，但主要关注的还是静息态 fMRI，也就是我在第三章提到过的扫描类型。静息态 fMRI 通常能反映不同大脑区域的活动（随时间而改变）之间的关系。我们收集到大脑中大约 10 万个小立方体（“体素”）的数据，然后通过一种被称为“分割”的操作，将周边体素的数据折叠进这些区域。“分割”的理论依据在于，大脑中有些区域与其他区域相连接的方式非常相似，所以我们进行数据分析时可以将它们视作一个独立单元。我们和圣路易斯华盛顿大学史蒂夫·彼得森领导的一个团队合作，他们开发了一些最先进的脑区分割方法。事实上，彼得森团队主动联系的我，因为他们听

① 1 夸脱 =0.946 升（美制）。——译者注

说了我们的研究，想用我们的数据集来测试他们的分割法的可靠性——他们从未在一个人身上获得足够的数据。我们两个团队进行了非常有效和愉快的合作，打头阵的是彼得森实验室的优秀研究生蒂姆·劳曼。蒂姆将他们的方法应用到我的数据中，发现它们确实相当可靠：他将同一方法应用于不同日期收集的两组数据集时，得到的结果非常相似，这增强了我们对这种方法的信心。分割结果显示，我的大脑皮层由 620 个不同的区域组成。这比先前的研究所划定的区域多得多，但支撑那项研究的每个个体的数据要少得多。戴维·范埃森及其同事在人类连接组项目中开展了后续研究，他们使用了一套不同的方法，研究了更多个体，划定了与我们近似但稍少的区域数量（360 个）。

一旦确定我的大脑中有 620 个区域后，我们测量了每个区域的平均激活水平，并对这些数据进行了各种各样的分析，这大大减少了计算量：不需要超级计算机，我在笔记本电脑上就可以进行大部分分析。我们计算了每次 10 分钟的静息态 fMRI 扫描中的 620 个区域中每两个区域之间的相关性，得到了大约 20 万个相关性数据。随后，我们根据这些相关性将 620 个区域划分成数量更少的“静息态网络”——主要是指这样的区域集：它们彼此之间的相关性要高于它们和大脑其他区域的相关性。结果显示，有 13 个网络与彼得森团队先前在更大群体中发现的网络相一致。但我的大脑也有一些特殊之处。例如，大脑中央有一个网络叫默认模式网络（见彩图 8），该网络是由马库斯·赖希勒及其同事首先发现的，而且似乎在一个人自我反省的时候最活跃，就像我们静卧在 MRI 扫描仪中一样。我的默认模式网络的位置与我们根据之前的研究所预测的位置一样。大脑中还有一个网络叫突显网络，它通常跨越式地分布于额叶的不同部位，能让人适应环境中的新奇事物。我也有突显网络（见彩图 8 中的浅蓝色部分），它大部分处于正确的位置。但如果仔细看我前额叶皮质默认模式网络的中央，你会发现，有几个被红色默认模式区域包围的蓝色区域——这些区域的位置基本上是错误的，至少根据我们的群体研究（从每个人身上收集的数据要少很多）是这样。

我们还想通过研究来回答一个重要问题：一个人在几天内的静息状态下的连接差异，相比人与人之间的连接差异如何？假如我的大脑两天内的连接差异类似于人与人之间的连接差异，那么就意味着我们实际上可能不需要研究个体在时间尺度上的变化——我们只需要比较不同的人就可以了。研究发现，我的大脑日复一日的波动差异与人和人之间大脑的波动差异非常不同：事实上，通过观察我的大脑扫描图像，我们发现，几天内连接差异最大的区域，也往往是人与人之间连接差异最小的区域。这很重要，因为它表明，如果想弄清楚一个人的大脑功能的波动是如何随时间而变化的，我们需要像我这样长期做深入研究：我们不能简单地观察不同的人，然后找出他们之间有什么不同。

为了从血液分析中得到有效的结论，我需要在周二早上禁食和远离咖啡因，我们会在周二、周四对咖啡因和食物的影响进行一次内置的实验比较。我们早就知道咖啡因会影响输往大脑的血流量，据说如果受试者在扫描期间摄入咖啡因，那么就能形成更好的数据，所以有些实验室会在 MRI 扫描仪附近放上一台咖啡机。因此，我认为在我没有摄入咖啡因的日子里，我大脑的连接强度会整体降低并更具波动性，但在分析数据后，我们得到了意料之外的结果。首先，我们发现，在我没有摄入咖啡因的日子里，大脑的整体连接强度实际上更强。其次，我们观察了这种连接在大脑中的发生位置，发现它只存在于一小部分区域，也就是大脑皮质最原始的一些区域：处理基本视觉输入的视觉区域、负责触觉的感觉皮质和控制运动的运动皮质。当我摄入咖啡因时，这些区域的连接强度相对较弱，但在我禁食和远离咖啡因期间变得极为活跃。这几乎就像是我的大脑在疲惫和未受咖啡因影响的状态下进入了一种更关注感觉输入而非高阶认知功能的基本模式。我们推断这是咖啡因的缘故，但也不能排除是食物的影响，因为两者的改变是同时进行的。

蒂姆·劳曼就我们的发现撰写了第一篇论文。2015 年年初，我们将它提交给学术期刊。论文评议人非常热心，但也提出了一些关于数据分析的问题。我们在论文中对比了我和一群人的大脑数据，后者是由在圣路易斯华盛顿大学进行的不太细致的扫描得出的。我们在得克萨斯大学奥斯汀分校收集数据的方式与研究人员在圣路易斯华盛顿大学收集数据的方式存在两个主要区别。第一，他们和我们使用了不同型号的 MRI 扫描仪。我们通常认为不同型号的扫描仪并不会带来完全不同的结果，但一项名为生物医学信息研究网络的大型研究表明，使用不同的扫描仪会得出不同的结果，因此这是一个可以考虑的合理因素。第二，有一个虽然细微但可能十分重要的区别——我在接受扫描时是闭着眼的，而圣路易斯华盛顿大学的受试者则是睁着眼，盯着灰色屏幕上的一个点。为了解决这些问题，我在 2015 年 4 月 3 日乘飞机到圣路易斯，在圣路易斯华盛顿大学的 MRI 扫描仪中躺了大约 6 小时，闭着眼或睁着眼接受静息态 fMRI 扫描，希望能回答评议人提出的问题（见图 5.1）。结果证明，睁着眼确实让我的大脑在连接方面产生了很大不同，不仅表现在处理视觉信息的区域，也表现在受咖啡因和食物影响巨大的感觉区域和运动区域。这意味着，对不同数据集进行任何比较时，都必须考虑睁眼和闭眼的不同影响。解决了这个问题后，我们的论文在 2015 年下半年发表了。[8]

这项研究给我们带来了哪些收获？首先，我们初步了解到一个人的大脑功能是如何随时间而改变的。大脑在几周和几个月内有变化一点也不奇怪，但这种变化在我们进行研究之前从未被测量过。此外，我们发现了导致大脑功能波动的一些因素，包括咖啡因、食物和心境。我们还发现，一个人的大脑功能随时间而变化的差异不同于人与人之间的差异。这至关重要，因为它表明，如果我们想要弄清楚这些功能，就需要更深入地研究个体大脑随时间而变化的情况，我们认为，这对了解抑郁症、躁郁症等精神病患者的大脑变化非常关键。研究结果还显示，想要获得高度可信的关于个体大脑的测量数据，就需要比大多数研究收集更多的个体数据：在由早期研究（从很多人那里收集很少的数据）得出的这些粗略脑组织概念背后，隐藏着人与人之间的细微差异，这些差异已经开始在对个体更详细的研究中显现出来。

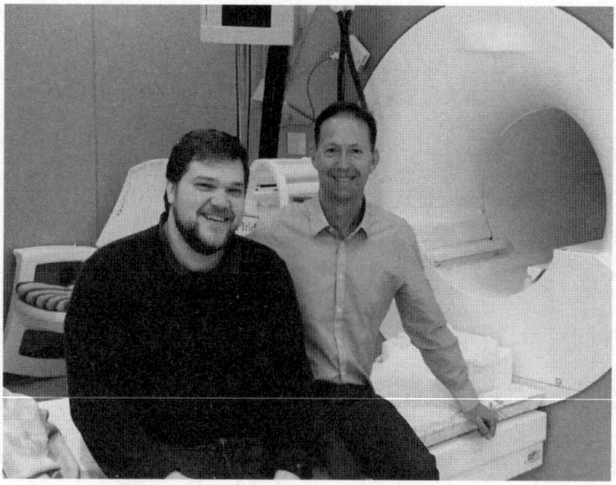

图 5.1 我（右）在圣路易斯华盛顿大学结束大约 6 小时的 MRI 扫描后和蒂姆 · 劳曼（左）合影留念。

这些发现还鼓舞了很多其他的研究人员开始更详细地研究个体，而他们的研究成果已经开始改变我们对大脑功能组织的看法。哈佛大学学者里德里戈 · 布拉加和兰迪 · 巴克纳的研究就是这样一个例子。他们详细扫描了 4 名受试者，然后研究了他们大脑中默认模式网络的组织方式。[9] 他们发现，在早前群体研究发现的默认模式网络的区域内，实际上存在两个相邻的独立网络，它们与大脑其余部分的连接方式并不相同。早前的研究漏掉了这种因人而异的结构，因为它们把所有人的数据都结合在了一起。这种“密集扫描”方法的威力如此之大，以至于 fMRI 研究的先驱巴克纳也把他的整个研究项目转移到了对个体的密集扫描上。

走向个性化神经科学？

经常有人问我，从我们为“我的连接组学研究”收集的所有数据中，我对自己有了多少了解，我的回答通常是“少得可怜”。这些数据让我们获得了一些很重要的科学发现，也让我深受启发。这同时改变了我对神经科学研究方法的看法，让我产生了为更好地描绘个体大脑特征而收集更多个体数据的兴趣。然而，就如何过好生活而言，我真的没有收获。原因也许在于，尽管我们收集了海量数据，但能让我下决心改变生活的数据太少了。

全表型分析最有希望告诉我一些有用的信息。表型指的是人类个体在基因组和环境的共同作用下所表现出来的全部性状。全表型分析是研究很多不同类型变量之间的关系的分析方法——就我而言，这包括大脑成像、基因表达、血液代谢水平、我每天吃的食物和我们在研究中开展的各种心理测试。我们研究所有这些不同变量之间的相关性，进行了 38 000 多次测试。在对这些海量测试进行统计学校正后，变量之间仍存在大量具有统计学意义的相关性。其中一些很有道理，例如，我的银屑病的严重程度（我每天晚上都会评估）与有关 T 细胞的基因表达有关，T 细胞在这种疾病中起着至关重要的作用。还有一些可能有用，比如，吃牛肉与有关炎症的基因表达有关。尽管在对大量分析进行校正后，这种相关性仍具有统计学意义，但仍然只占这些基因表达的百分之几，因此，你很难判断它是假阳性误差还是真正的结果。

一个核心问题是，因为这是相关性研究，所以我们不知道其因果关系。学习过统计学课程的人都熟悉这句格言：相关性并不意味着因果关系。事实上，相关性的存在能告诉你某件事引起了另一件事，但不能告诉你具体的因果关系指向，以上述牛肉与炎症的关系为例，就存在三种可能。第一，吃牛肉可能会使那些炎症基因表达得更充分。第二，可能是那些基因的高水平表达导致我吃牛肉的可能性增大（作为我不开心时候的“安慰食品”）。第三，可能是其他原因导致了这两种情况的变化。例如，也许我运动得越多，吃的牛肉就越多，而前者同样会引起基因表达的改变。由于我们的数据纯粹是由观测得来的，我们无法区分这些情况。因此，任何结果都不能让我将其作为依据，安心地对我的生活做出巨大改变（尤其是从饮食中去掉牛肉这种剧烈改变）。

近年来，由于美国国立卫生研究院投入 5 000 多万美元，运行了一个名为“我们所有人”的项目，“精准医疗”或“个性化用药”的概念引起了很大反响。该项目旨在从 100 多万人身上收集数据以更精确地治疗他们的疾病。个性化用药已经有了一些成功案例，比如，根据具体的基因突变有效地治疗某些癌症，或根据一个人的基因来调整用药剂量。目前对精准医疗的期待主要体现在，希望移动设备收集的数据，能为医生提供了解疾病的新方法，并能让医生更早地进行干预。例如，你的手机可能会监测你的活动并预测你将患上抑郁症。我也希望这种监测有助于预防和治疗抑郁症。但根据我从“我的连接组学研究”中得到的经验，将数据收集范围扩大到像 MRI 扫描那样的需要更多侵入性测量的研究，十分具有挑战性。在研究进行了几个月后，就连把当天的饮食情况记录下来这种简单的事情，我都非常厌烦，因此，除非是自动化，否则任何需要个体努力的事情都可能很难继续下去。我当然希望“我们所有人”项目能成功地找到预防或治疗疾病的新方法，但我认为将炒作和现实的期望分开同样很重要。

第六章

犯罪和谎言——当神经成像遇见法律

克里斯托弗·西蒙斯在17岁时和他的一个朋友闯入密苏里州芬顿的一间拖车屋里偷钱。他们吵醒了住在拖车里的雪莉·安·克鲁克，西蒙斯认出了此前和他一起卷入过车祸的雪莉，就在这时，西蒙斯决定杀了雪莉。他和他的共犯用胶带绑住雪莉并封住她的嘴，开车将她带到梅勒梅克河的一座桥上，然后把她扔进河里淹死了。被捕前，西蒙斯曾在学校里向他的朋友炫耀这次谋杀；被捕后，他很快供认了罪行，并坦白了具体犯罪过程。进入审判程序后，他被判犯有谋杀罪并被判处注射死刑。12年后，美国最高法院判决罗珀诉西蒙斯案——判处犯罪时未满18岁的人死刑——违反了美国宪法第八修正案关于禁止施予"残酷且不寻常惩罚"的规定。

神经成像研究并没有在罗珀诉西蒙斯案的决议中起到直接作用，但这是美国最高法院第一次采用心理学研究证据来认定，在冲动控制方面有障碍（大体而言）的青少年不能对自己的行为负责。在随后的案件中，美国最高法院进一步给出了解释："心理学和脑科学的发展持续表明，青少年和成年人的心智存在根本区别。例如，涉及行为控制的脑组织直到青春期后期才能发育成熟。”因此，美国最高法院在 2010 年的格雷姆诉佛罗里达州案中废除了对犯有谋杀罪以外罪行的未成年人的无假释无期徒刑。[1] 美国最高法院对神经成像研究信心十足，并已经据此做出了生死攸关的判决。

将科学运用到法律问题上的一个基本挑战是，科学和法律的目标在很多方面都截然相反。当然，两者都追求真理，但它们追求的是不同类型的真理。科学的目标通常是发现适用于所有人的普遍规律：抽烟会引发癌症吗？青少年控制冲动的能力比成年人低吗？这些问题都隐含了一个没有说出来的尾声，“一般来说”。相反，法律必须对每个案件做出合理的最终判决：这个人的癌症是抽烟引发的吗？克里斯托弗·西蒙斯控制冲动的能力很低吗？科学无法直接回答这些问题——至少现在不能，也许永远不能，尽管科学可以为我们思考这些问题提供线索。

大脑发育和刑事责任

你不需要懂神经科学，就可以知道青少年的大脑存在严重缺陷。威廉·莎士比亚在《冬天的故事》里写道：“我宁愿 16 岁和 23 岁之间没有其他年龄，否则年轻人就会夜不归宿；他们只会勾搭少妇、反叛传统、偷窃和打架。”[2] 但通过神经科学研究，我们能越来越清楚青少年做出这种行为的原因。

一方面，我们在第五章说过前额叶皮质发育缓慢，直到20多岁时它才会完全和大脑的其他部分完成连接。另一方面，青少年有一个大脑系统特别早熟，那就是驱使他们寻求奖励的系统。神经递质多巴胺在奖励系统中起着核心作用，这一点我们在第一章已经讨论过。人们普遍认为多巴胺是“快乐分子”，但这不太准确。密歇根大学神经科学家肯特·贝里奇令人信服地提出，我们必须区别奖励的两个方面：想要（得到某物的欲望）和喜欢（享受某物的体验）。通常我们在日常生活中会同时经历这两个方面，但神经科学研究发现，它们实际上取决于不同的大脑机制。

多巴胺控制“想要”而非“喜欢”，其他系统（包括阿片类系统和内源性大麻素系统）才是我们快乐的根源。更确切地说，多巴胺似乎在决定“激励显著性”或者说我们被吸引和激励去获得奖励的程度方面起作用。对大鼠的研究也表明，对于奖励，青春期的大鼠会比相对年幼或年老的大鼠释放出更高水平的多巴胺。可惜的是，我们没有足够的数据来弄清人类青少年的多巴胺变化情况，因为测量人类多巴胺水平的唯一方式是使用PET，而仅仅为了研究就把儿童暴露在放射性物质中是不道德的。不过，我们可以用fMRI检测多巴胺的替代物的变化情况。大脑中的伏隔核能接收来自中脑多巴胺神经元的非常强的输入信号，fMRI研究也已经很好地证明了这一区域能被多巴胺信号激活。当一个人意外获得奖励时（我们知道这会引起多巴胺神经元的放电），伏隔核会更加活跃；而阻断多巴胺的药物也会阻断这些fMRI信号的变化，这让我们确信，它们是对多巴胺信号做出反应，至少一定程度上是这样。

过去 10 年的研究表明，伏隔核在青春期特别活跃。现任教于加州大学洛杉矶分校的阿德里安娜·加尔万在一项研究中发现了这一点，该研究考察了儿童、青少年和成年人对涉及不同额度的金钱奖励的图片如何做出反应。[3] 当期待一项大的奖励时，青少年的伏隔核会比儿童和成年人的更活跃，这很可能意味着它们正在释放更多的多巴胺。后来，杰西卡·科恩（当时是我实验室里的研究生）进行的一项研究，把青春期的叛逆和多巴胺水平更紧密地联系在了一起。[4] 她要求儿童、青少年和成年人完成一项任务：通过不同的图像预测不同额度的金钱奖励，但图像和奖励并不完全吻合。因此，受试者有时候会得到意料之外的奖励（如通常代表没有奖励的图像突然带来了一大笔钱），我们知道这应该会导致多巴胺神经元放电（记得我们在第一章提到过的“奖励预测误差”）。她发现，伏隔核附近的一个区域（也接受大量多巴胺输入）在与奖励预测误差有关的大脑活动和年龄之间存在一种“倒 U 形”关系：与儿童和成年人相比，青少年对这些预测误差的反应最强烈，这与阿德里安娜·加尔万的研究结果类似。大脑系统中奖励驱动活动的增加以及前额叶皮质相对迟缓的发育，有助于解释我们在青少年身上看到的一些失控行为。

关于大脑发育的这些事实还引出了一个更大的问题，那就是，它们是否能提供一个理由，让青少年免于为自己的行为承担某些责任。这是法律和道德问题，而非科学问题，但科学可以帮助我们运用和检验我们的直觉。以杰弗里·伯恩斯和拉塞尔·斯维尔德洛在《神经病学和精神病学档案》中提到的一名男性为例：

一位健康状况正常的40岁右利手男性对色情文学表现出越来越浓厚的兴趣，其中包括儿童色情……整个2000年，他收集了大量色情杂志，频繁访问色情网站。大部分色情内容都和儿童、青少年有关……这位病人竭尽全力遮掩自己的行为，因为他感觉这些行为是不被接受的。然而，他仍旧依照性冲动行事，声称“快乐原则压倒了”他对欲望的克制。他开始对青春期前期的继女做出微妙的性暗示，并且瞒了妻子几周。直到继女将这一情况告知母亲后，后者才进一步调查并发现了他对色情文学尤其是儿童色情的痴迷。[5]

这个人被判犯有猥亵儿童罪，但在等待判决期间，他患上了严重的头疼，于是被送进了医院，MRI扫描显示，他的大脑额叶中长了一个巨型肿瘤。移除肿瘤后，他的性冲动减少了，但一年后，它卷土重来，随后的MRI扫描显示，他的额叶里又长出了肿瘤。

显然，这个人的可恶行为是肿瘤造成的。既然他的性冲动似乎和肿瘤有关，我想许多人会同意，这至少能让他对自己的行为免于承担部分道德和法律责任。在这个案件中，有没有肿瘤，区别非常明显，但在大多数其他案件中并非如此。克里斯托弗·西蒙斯犯罪时才 17 岁，如果他在一年后犯下同样的罪行，对他处以死刑时根本不需要考虑他的大脑发育程度，但根据案件描述，他似乎一直是个特别不成熟和冲动的人。所以，即使到了 18 岁，他的大脑发育程度可能仍旧落后于一些比他年龄小很多的人。借助神经科学，美国最高法院认可了科学证据的必要性和复杂性，并以 18 岁为界限，对某些惩罚做出了明确规定。科学可以帮助我们搞清状况，但最终决定如何划定惩罚界限的是法律和道德，而非科学。

法庭测谎

几乎所有刑事审判都需要法庭裁定被告是否诚实、证据是否准确。测谎和查证记忆准确性的能力会是法律体系的一大福音，但近一个世纪以来，测谎及其在法庭上的应用一直备受争议。1923 年，因二级谋杀罪受审的詹姆斯·阿方索·弗赖伊试图用早期的测谎仪来证明自己无罪，据说这种测谎仪能通过检测血压的变化情况进行测谎。在弗赖伊诉合众国案中，美国一家上诉法院决定在法庭上不采纳这一证据，决议如下：

我们认为，迄今为止，收缩压测谎还没有像法庭认可的根据事情的发展所推导出来的专家证词那样，得到生理学和心理学权威的支持与认可。[6]

这个案件树立了科学证据可采性的标准，直到1993年被另一个案件刷新。后一案件的核心问题在于，一名儿童的出生缺陷是否由一种特殊药物导致。在多波特诉梅里尔·道制药有限公司案的判决中，美国最高法院列出了一组标准，所有想要被法庭采纳的科学证据都必须符合这些标准。哈里·布莱克门法官代表法院写道：

审判法官……必须初步评估证据的推理或方法论基础是否科学有效，是否适用于有争议的事实。很多方面的考虑都会对质询产生影响，包括所讨论的理论或技术是否可以被检验（或已被检验）、相关论文是否经过同行评议并发表、已知或潜在的误差率、运行控制的标准和维护，以及是否在相关科学界获得了广泛认可。[7]

自多波特裁决以来，人们就测谎仪证据是否符合裁决标准展开了激烈争论，其间，有些法院不顾科学界大部分人认为测谎仪不能准确检测谎言的事实，而允许其被用于法庭。2003年，美国国家研究委员会召集了一个专门小组，彻底审查有利于测谎仪的科学证据，结论是根本没有。[8]报告指出，测谎仪的测谎能力比随机猜测好不了多少，远远达不到我们做出法律裁决所需要的准确率。

fMRI 能测谎吗

就在美国国家研究委员会准备测谎报告的同时，宾夕法尼亚大学的丹尼尔·朗勒本也在研究如何用 fMRI 测谎。朗勒本从事儿童注意力缺陷多动症的研究，尤其关注执行控制，即一个人根据意图或目标来控制其行为的能力，注意力缺陷多动症患者的这种能力显然受损严重——这项研究给了他一种直觉，后来成了他提出用 fMRI 测谎的关键。他发现，患有注意力缺陷多动症的个体很难保守秘密，仿佛他们有一种非要把它说出来的冲动，这让他想到了，要说谎，我们首先要抑制讲真话的本能。那时很多研究人员开始研究分布在前额叶皮质中的反应抑制大脑系统，朗勒本认为在这些大脑区域中也许能看到和说谎有关的活动。他设计出了用于测谎的犯罪知识测试。和那些被用于标准测谎仪测试的开放式问卷不同，犯罪知识测试特别关注一个人是否了解某一特定事物，比如犯罪现场的细节或被盗的具体物品。朗勒本设计了一项任务：向受试者展示扑克牌，然后让他们回答他们是否有某一张特定的牌。不过，实验人员要求他们就一张特定的牌（“梅花 5”）说谎，即使有也要说“没有”。当朗勒本比较受试者讲真话和说谎时的大脑活动时，发现前额叶皮质的两个不同区域被激活了，这表明，说谎确实会对大脑活动产生不同的影响。[9]在后来的一篇论文中，朗勒本和工程师克里斯托·达瓦特济科斯合作，检验是否能在逐项实验的基础上解码一个人是否在说谎。他们发现，在这种情况下，他们分辨真话和谎言的准确率达到了90%，这看起来是一个令人印象深刻的数据。[10]大约在同一时间，南卡罗来纳医科大学的法兰克·科泽尔领导另一组研究人员开展了一项研究，他们让受试者进行模拟犯罪，盗窃戒指或者手表，结果发现他们能以90%的准确率解码被盗的是哪种物品。[11]不久，围绕这些技术的商业化竞赛开始了。2006年，一家名为“无谎MRI”的公司获得了朗勒本团队的专利的特许经营权，开始提供商业fMRI测谎服务。2008年，另一家名为“赛弗斯”的公司以科泽尔团队的专利为基础开始提供这些服务。当时，这些技术最终走上法庭接受检验只是时间问题。

洛恩·泽姆劳的案件成了fMRI测谎的法律试验台。2008年，泽姆劳被指控通过其公司提供的医疗服务诈骗美国政府300万美元。他声称自己是无辜的，并在辩护中雇用赛弗斯公司对他进行fMRI测谎以提供证明其无罪的科学证据。在没有通知控方的情况下，赛弗斯公司对泽姆劳进行了扫描，向他提出了有关涉嫌犯罪的问题。首次扫描被安排在2009年12月30日，结果不是特别清晰——他在其中一项扫描中似乎表现出了欺骗性，但这被归因于疲劳。两周后，赛弗斯公司又安排了后续扫描，向他提出了和第一次相同的问题，上一次他未能通过测试，但这一次他被认为说了真话。执行扫描任务的赛弗斯公司执行总裁史蒂文·拉肯在法庭上说，泽姆劳的大脑表明，后者对自己没有欺骗政府的辩解是真话。

辩护律师试图将拉肯博士作为专家证人，但控方提出了反对意见，并要求举行听证会，以判决 fMRI 测谎是否符合多波特裁决规定的科学证据标准。除了史蒂文·拉肯的证词外，法院还听取了反对将 fMRI 测谎作为证据的两位专家的证词，他们是统计学家彼得·伊姆雷和神经成像先驱马库斯·赖希勒。法院要解决的第一个问题是，判定这一技术的误差率是否低到足以让法庭接受。彼得·伊姆雷指出，检验 fMRI 测谎错误率的现有研究的取样范围很小，这意味着这些研究结果不太可靠。另外，错误率研究中的受试者是处于实验状态的年轻人，没有办法知道这些研究结果是否可以被推广到一名处于现实环境中的年长者身上（泽姆劳接受扫描的时候已经 63 岁了）。随后，法院提出了 fMRI 测谎是否已被科学界普遍认可的问题。这个问题不难回答，因为 fMRI 研究人员（其中包括南希·坎维舍）发表了很多论文，这些论文指出 fMRI 测谎还没有准备好被应用于现实世界，马库斯·赖希勒也同意这一点。最致命的是，拉肯并没有明确地说泽姆劳在回答每一个具体问题时都是在讲真话，而仅仅说他大体上是在讲真话。根据那两天的讨论，主审法官杜·彭（Tu Pham）判定 fMRI 测谎不符合庭审要求的科学证据标准，判决泽姆劳犯有诈骗罪。泽姆劳向美国上诉法院提起上诉，辩称法庭不应该拒绝采纳 fMRI

证据，但上诉法院同意下级法院的判决，维持了原判。[12]

虽然对泽姆劳的判决给 fMRI 测谎进入法庭泼了一盆冷水，但将 fMRI 测谎引入审判的其他努力却取得了一些进展。fMRI 测谎有一位有名的拥护者——著名医师穆罕默德·奥兹（“奥兹医师”），他是加里·史密斯案的支持者。加里·史密斯是一名退役的美国陆军士兵和阿富汗战争老兵，他被指控在 2006 年谋杀了他的室友兼战友迈克尔·麦奎因。史密斯被判犯有杀人罪，但他提起了上诉，该判决被推翻了。在二审期间，史密斯的律师试图用 fMRI 数据证明，史密斯在宣称自己无罪时没有说谎。在审判前，法官举行了一场听证会来决定是否采纳 fMRI 数据，到场的有涉案双方的专家证人（其中反对采纳 fMRI 数据的神经成像专家有纽约大学的莉兹·费尔普斯和斯坦福大学的安东尼·瓦格纳）。法官否决了在审判中采纳 fMRI 数据的提议，史密斯被判有罪，但该判决在上诉中被推翻，最终史密斯接受了庭外和解。在专门讲述该案件的一期电视节目中，奥兹医师采访了罗伯特·休伊曾加。罗伯特·休伊曾加是有名的医师，曾经在辛普森谋杀案的审判中做证，在电视真人秀《超级减肥王》里担任“H 医生”一角，如今经营着一家名为“真实大脑”的公司，对加里·史密斯的 fMRI 扫描就是由该公司完成的。休伊曾加对 fMRI 测谎深信不疑：

这是辨别谎言和真话的最公正的科学手段。它非常科学，与其相关的有102篇论文、500多位作者、很多台机器……我知道你本质上是一位科学家——这不是什么骗人的把戏……当你看着fMRI，你就在通往大脑内部——我们辨别真话的思考模式正在转变！[13]

尽管在史密斯案中遭遇了挫折，休伊曾加仍旧努力尝试将fMRI证据引入法庭，但迄今为止没有成功。不过，他的兴趣已经转移了。当我打电话询问“真实大脑”公司的网站为何无法打开时，他告诉我：“抱歉，公司的网站关闭了，我一直致力于研究人类年龄逆转，有点儿忙不过来。”[14]

至于据称支持fMRI测谎的那102篇文章呢？2017年6月，我在权威的生物医学文献检索系统PubMed中搜索到63篇与“fMRI”、“测谎”或“犯罪知识测试”相匹配的文章，而休伊曾加在2016年声称有100多篇论文。在这63篇论文中，只有32篇论文是真正意义上的fMRI测谎研究报告，其余的论文仅仅是顺便讨论或提及fMRI测谎，并没有对它进行直接研究。大部分研究报告支持fMRI测谎，但也有一些报告指出了它的很多问题，这让我怀疑休伊曾加医师在电话中对我提及那些论文时说的话：“每一篇论文都认为它管用。”

fMRI测谎能被用于现实世界吗？肯定能，但必须先解决几个棘手的问题，才能让它起到应有的作用。最重要和最困难的问题大概就是，需要在现实情况中量化它的准确率。目前，fMRI

测谎的准确率数据几乎全都来自对健康年轻人的研究，他们之所以说谎，是因为研究人员要求他们这么做。与法院相比，这种情况在以下几个方面是不现实的。首先，测谎对受试者来说风险很低（如果有的话，一般代价也就是少许的金钱），但对刑事被告来说测谎可能事关生死。其次，受试者知道研究人员期待他们说谎，因此，相较于刑事被告来说，他们不太会隐瞒自己说谎了。最后，受试者通常是在实验环境中第一次说谎，而被审判的刑事被告可能说谎说了很多年。在乔治·科斯坦萨给杰瑞·宋飞（《宋飞正传》）的关于如何骗过测谎仪的建议中，这种担忧显而易见。前者对后者说："记住，杰瑞，如果你相信它，那它就不是谎言。"[15]

一些对策同样能骗过 fMRI 测谎。一个简单的对策就是，通过屏息或摇头来引起 fMRI 信号的巨大变化，这种变化要比一项任务引起的变化大得多。在接受扫描期间，如果在不同时间点做这些事情，就会造成很多噪声，从而让数据失去价值。不过，审查员很容易发现这些对策，但还有很多其他不那么容易被发现但同样有效的策略。乔治·加尼斯及其同事在 2011 年开展的一项研究显示，尽管他们能非常准确地检测出受试者的出生日期，但受试者如果在看见他们生日以外的日期时运用一个简单的对策——想象一种特定的手指运动，就会使准确率降低到 33%。[16]

最后，我们还必须讨论一些和利益冲突相关的、令人不安的问题。一直致力于 fMRI 测谎研究的少数研究人员为他们的技术申请了专利并授权给公司，用知识产权换取了数额不等的金钱。一旦研究人员想要从科学理念中获取经济利益，人们就有理由担心他们是否能公正地检验这些理念。每一位科学家都倾向于拥护自己的理念和想法，但经济激励的存在总会让人产生这样的忧虑——研究人员会忽视反面证据以免对他们的钱包造成损失。就测谎而言，也有一些研究是由不存在利益冲突的个体完成的，但数量很少。未来，由公正的研究人员用支持者和批评者双方都认可的方法对 fMRI 测谎进行研究非常重要。只有这样，我们才能得到可以让法庭就 fMRI 测谎的意义做出明智决策的证据。

预测未来犯罪

史蒂文·斯皮尔伯格将菲利普·K. 迪克的小说《少数派报告》拍成了一部好莱坞大片。小说作者设想了一个能通过精神力量预测和阻止犯罪的世界。在现实世界中，我们似乎不太可能如此准确地预测犯罪：即使我们能从一个人的思想里读出其犯罪意图，很多罪行的发生也并没有预谋，而是一时冲动造成的。不过，我们能预测一个人在未来犯罪的可能性这一点并不让人感到惊讶：如果一个人以前犯过罪，那么他在未来犯罪的可能性就较大，并且男性比女性更有可能犯罪。事实上，基于面谈者的临床判断或者对年龄、犯罪历史等个人数据的使用（这被称作“统计”预测），这样的预测已经成为很多刑事诉讼程序的一部分。

这些因素被用来决定是否应该允许罪犯出狱，以及他们在出狱后是否需要被严加监管。大量研究表明，在预测未来暴力行为方面，统计预测始终优于临床专家的判断。例如，最近一项针对瑞典出狱人员的研究显示，预测一个人在未来两年内会再次犯罪的阳性预测值（也就是统计模型预测一个人会再次犯罪的准确率）是 75%，[17] 阴性预测值（也就是统计模型预测一个人不会再次犯罪的正确率）则是 65%。虽然这些准确率比猜测要好，但并没有达到我们希望的准确率，因为我们要决定一个人应该被释放还是被继续拘留。神经科学能做得更好吗？

肯特·基尔认为能。基尔已经对罪犯和精神病患者的大脑进行了 20 多年的研究，希望弄清楚大脑的哪些功能会导致人们出现反社会行为，他也因此得到了“精神病患者告密者”的绰号。由于很难将处于监禁中的人带到 MRI 研究中心，基尔就用拖车将 MRI 扫描仪带进了监狱。2013 年，基尔及其同事发表了一项研究，这项研究似乎预示着一个将神经科学用于预测犯罪行为的新时代的来临。在一篇题为《未来再犯罪的神经科学预测》的论文中，他们详细描述了研究过程：基尔的移动 MRI 实验室扫描了 96 名刚从新墨西哥州一所监狱被释放的人员，然后在接下来的 4 年里对他们进行跟踪研究，看他们是否会再次犯罪。[18] 接受扫描期间，受试者执行了一项“按 / 不按”任务：当看见字母“X”（经常出现）时按一下按钮，当看见字母“K”（偶尔出现）时什么也不做。这项任务要求受试者在看见字母“K”时抑制住通常的反应。很多心理学家（包括我和基尔在内）都认为，这种抑制可能是犯罪人员欠缺的基本心理过程之一。4 年后，这些犯罪人员中的大约一半被再次逮捕。基尔和他的同事比较了没能抑制住对“K”做出反应的人和未按下按钮的人的大脑活动，他们发现，相较于那些没有再犯罪的人，再犯罪人员的一个特定大脑区域（前扣带皮质）的活跃程度较低。事实上，在根据该区域的反应把这群人分成两部分后，他们发现，该区域活跃程度较低的人的再犯罪率是 60%，而该区域活跃程度较高的人的再犯罪率只有 46%。

我第一次看到这篇论文时，就发现了它的一个严重的缺陷。作者用“神经科学预测”这个词来描述他们的结果，但实际上，他们对预测准确率的估算缺乏科学性，因为他们使用了相同的数据来创建和检验统计模型。统计学家早就认识到，这会导致模型被应用到一个全新数据集时，对其效果形成过于乐观的评估。基尔和他的同事在发表论文的同时也（非常慷慨地）分享了实验数据，因此，我和我的同事、统计学家珍妮特·芒福德得以下载数据，并用我在第三章中提到过的交叉验证技术来检验其预测效果。[19] 在对样本中的每个个体进行检验时，我们都会留出特定个体的数据，用其他所有个体的数据建立一个统计模型，再检验该模型对这一特定个体的预测情况。我们采用了一个仅包含年龄的基准模型以及一个包含年龄和大脑活跃程度的模型。我们发现，提高大脑活跃度，确实能提高我们预测再次犯罪的准确率，但只提高了大约 5%。这足以引起科学界的兴趣，但肯定不足以保证在现实世界中用 fMRI 来预测犯罪是可行的。

这是否表示神经成像数据永远不能有效预测未来的犯罪活动呢？当然不是。总有一天，神经成像完全可能成为现有风险预测模型的一个有效补充，但在此之前，需要先解决一些难题。第一，仅仅因为大脑活动与犯罪活动有关（神经成像只能表明这一点），并不能认定大脑活动是犯罪活动的根本原因。说不定童年时代的艰难困苦也能造成更高的犯罪可能性和大脑活动差异（比如教育背景导致的大脑活动差异）。相关性无法表明因果关系。第二，我们必须记住，犯罪是一种复杂的社会文化现象，即使我们能找到某种生理上的关联，也并不意味着这种关联就是犯罪原因。关于使用统计风险预测工具（就像我上面提到的瑞典监狱案例）的问题，人们一直争论不休，因为它们可能包含与种族或社会阶层相关的变量，如可支配收入。[20] 如果人们因为用了这些预测方法而给了一些犯罪人员以优惠待遇，就可能使社会不平等状况持续下去甚至加剧恶化，而社会不平等可能正是导致犯罪差异的首要原因。

对现实世界中的决策来说，fMRI 可靠吗

最后一个应该关注的焦点是，这些已发表的 fMRI 研究结果是否足够可靠。多数人认为科学家的研究发现都是正确的，这一

假设受到了研究人员约翰·约安尼季斯的密切关注。

2005 年，在完成哈佛大学和塔夫茨大学的医学培训后，约安尼季斯成了希腊一所小型大学的医学研究员，专注于艾滋病毒感染的治疗研究。随着时间的流逝，他的兴趣从临床研究转移至现在的“元研究”——研究科学研究的完成情况。在过去 10 年中，他越来越关心医学研究中出现的问题，这些问题往往会导致最终的“医学逆转”——医学界突然宣布某些常规疗法完全是错误的。[21] 在一次前往希腊小岛锡基诺斯的旅途中，他开始撰写一篇将会成为他个人名片的论文《为何大多数已发表的研究发现都是错误的》。[22] 在这篇论文中，约安尼季斯概述了如何做出科学决策的理论模型以及可能造成决策正确或错误的因素。他重点分析了“阳性预测值”这个统计学概念，我在上文提过，它指的是研究人员发现的阳性结果的准确率。假设我是一名研究新药能否比现有疗法更好地改善多发性硬化患者症状的医学研究人员。在最好的情况下，我会采用随机对照试验。在这种试验中，患者随机接受试验药物的治疗或标准疗法的治疗，我们检测他们的症状并进行统计学比较。进一步假设我们分析发现新药和标准疗法之间存在具有统计学意义的差异。阳性预测值反映的是这是一个真阳性结果而不是假阳性结果的概率，即新药是否真的比老药好，或者我们是否犯了统计学错误。在论文中，约安尼季斯概述了可能降低一项发现的阳性预测值的一系列因素，认为研究结果的阳性预测值通常要比我们大多数人认为的低很多。

这些因素中最重要的可能就是该研究的统计功效。功效是一个统计学概念，指的是假如的确存在一个真实效应，我们有多大概率能发现它。功效取决于研究的样本量有多大和我们试图研究的效应有多小。我们可以从相对较小的样本量中发现非常明显的效应。例如，吸烟者的肺癌发病率是不吸烟者的 20 多倍，因此，我们不需要研究庞大的人口来检测吸烟者和不吸烟者的肺癌发病率差异。不过，很多生物医学研究所探索的效应要比这个效应小得多。例如，超重者患心脏病的概率是正常体重者的 1.35 倍。这依然是一个相当重要的效应，但需要研究一个更大的样本量，才能准确检验这一效应。在 2005 年约安尼季斯的论文发表之前，大多数研究人员都聚焦于研究功效与假阴性的相关性。大家都清楚，通过较小规模的研究不太可能发现某种效应，即使它真的存在。约安尼季斯指出，研究功效同样影响了阳性预测值。你可以这样想：如果科研人员开展的一项研究是零功效，那就意味着他们没有机会发现一个真阳性效应，即使该效应确实存在。但是记住，永远都会有很多假阳性结果——通常其中有 5% 是由我们在分析中指定的假阳性率决定的。因此，在零功效的情况下，我们会得到 0% 的真阳性结果和 5% 的假阳性结果，这意味着阳性预测值——所有真阳性结果所占的比例——将是 0%！随着研究功效的提高，我们开始发现更多的真阳性结果，而 5% 的假阳性结果恒定不变，这样一来阳性预测值就升高了。

有时候，科学论文需要过一段时间才能完全发挥作用，就像人们需要时间去理解它们一样。2005 年，约安尼季斯的论文发表在《科学公共图书馆 · 医学》期刊上，尽管起初也有一些争论，但并没有立即产生广泛的影响。但到了 2011 年，人们越来越发现约安尼季斯的观点——“大多数已发表的研究发现都是错误的”——可能是正确的，至少在社会心理学领域是这样。造成这种担忧的原因有以下几个方面。一是，发表了许多引人注目的论文的知名社会心理学家迪德里克 · 斯塔佩尔被曝光伪造数据。尽管大家都在说他的结论是无法复制的，但并没有研究人员对这些结论提出质疑，这引起了人们对该领域其他研究的可靠性的担忧。二是，社会心理学家达里尔 · 贝姆发表了一篇论文，他在论文中声称发现了预知能力（即预见未来的能力）的科学证据。深入研究贝姆的结论的统计学家发现，他之所以能得出这些结论，很可能不是他真的发现了相关证据，而是在某种程度上歪曲了数据以便获得符合假设的假阳性结果。术语“P 值篡改”由此诞生，它指的是研究人员可能会而且有时确实会试图运用很多不同的分析方法去发现一个具有统计学意义的结果。乌里 · 西蒙松及其同事发表了一篇非常具有挑衅意味的论文《假阳性心理学》。该论文显示，如果科研人员利用研究中存在的各种不同弹性空间（比如，一旦发现具有统计学意义的效应就停止研究），几乎能让所有事情变得具有统计学意义。[23] 他们举例说，他们能用这些方法找到科学证据来证明下面的荒谬结论：和对照组相比，听特定歌曲（披头士的《当我 64 岁时》）的受试者年轻了不止一岁。经济学家莱斯利·约翰、乔治·勒文施泰因和德雷真·普雷莱茨用来描述这种花招的术语更通用:“有问题的研究行为。”他们对大量的心理学家进行了一项调查（我记得是这样），结果非常令人震惊：很多研究人员承认采取了极有可能造成错误结果的研究行为。尽管大家一致认为伪造数据是错误的，且只有 1% 的研究人员承认这么干过，但其他问题行为在研究人员中也很普遍，比如，基于结果是否具有统计学意义来决定是否收集更多数据（超过 50% 的研究人员承认这么干过），以及将意外发现当成一直被预测的结果那样公之于众（大约 1/3 的研究人员承认这么干过）。

独立研究人员无法再现社会心理学领域的众多重要发现，这是危机的关键所在。[24] 社会心理学家布莱恩·诺赛克投入了很大精力，想要确定心理学文献所发布的结果有多少是可以复制的。他组织了 250 多名研究人员，试图再现 100 项已发表的研究结论，这就是人们所说的“心理学再现项目”。公开于 2015 年的结果令人震惊：97% 的原始论文报告了具有统计学意义的发现，但只有 35% 的复制研究再现了与原始论文同样的效果。[25] 约翰·约安尼季斯的预测被证实了，尽管这并不令他高兴。他对记者德扬说：“成功率比我预想的还要低……看到我的某些预测成真，我感到难过。我希望他们证明我错了。”[26]

如果心理学研究结果就像“心理学再现项目”显示的那样不可靠，那么神经成像研究呢？因为神经成像研究远比心理学研究更昂贵（进行一项单独的 fMRI 研究，通常要花费 25 000 美元以上），所以开展类似“心理学再现项目”那样的研究几乎不可能。但我们有几个理由认为大多数神经成像研究的结论较为可信。第一，假设有足够多的数据可用，很多非常基本的发现在受试者身上是可见的：几乎每个健康的人都有梭状回面孔区和默认模式网络。第二，结合了许多不同科研数据的研究（即元分析）显示，与语言功能、社会功能等特定心理过程有关的活动模式极为一致（见彩图 9），而且其中有很多模式与其他证据相契合，如脑损伤的影响。第三，使用人类连接组项目等的大型数据集，我们分析了针对大群体的研究结果之间的重叠程度，我们发现它们通常相当可靠。

与此同时，我们有足够的理由认为，神经成像研究的大量发现可能是假的。其中一个主要原因就是，很多神经成像研究的统计功效非常低，这很可能导致假阳性结果。凯特·巴顿及其同事（其中也有约翰·约安尼季斯）发表的一篇题为《失败功效》的论文首先指出了这一点。[27] 巴顿和他的同事分析了包括神经成像研究（不过并非 fMRI 研究）和鼠类研究在内的神经科学研究。他们发现，这些研究的整体统计功效十分糟糕：很多神经科学研究的统计功效实际上低于 10%，而我们得到的统计功效是 80%——这意味着，我们有 80% 的概率发现一个真实存在的效应。我和许多合作者专门针对 fMRI 研究的统计功效做了一项后续研究，结果发现这些研究中的大多数研究的统计功效同样很低。[28]

这给我们提供了哪些教训？我想我们在对已发表的 fMRI 研究进行解释时要特别谨慎。我们对所有研究都必须提出很多质疑。第一，样本量有多大？关于样本量大小并没有硬性规定，因为所需的样本量取决于预期效应的大小：在小样本量中可以发现非常明显的效应（如一个人在运动时的大脑运动皮质的活动），而不太明显的效应（如人类的大脑与行为的相关性）可能需要大得多的样本量，通常在 100 以上。我们在 2007 年发表的论文中的样本量很小，其实并没有达到标准。研究人员可以运用“功效分析”技术，来找出他们需要多大的样本量才能找到他们感兴趣的效应，这应该成为判断一项研究所需样本量的不二法门。

第二，分析和假设是否在研究开展之前就已经计划好了？研究是否遵守了这些计划？心理学研究的再现危机促成了这样一种观点：研究方法应该是“预先注册”的，也就是说，应该将对方法的描述上传至一个数据库，并于研究完成后对外公开，这样我们就能知道，这些研究方法实际上是提前设计好的，而不是 P 值篡改或可疑的做法。在过去，这需要我们给自己寄封信，但现在有网站能让我们注册并随时记录假设。这种方法在医学临床试验中已经被使用了 10 多年，主要就是通过减少阳性结果数量来降低假阳性率，尽管仍然存在一些问题，但它确实有助于提高临床试验研究的可靠性。然而，套用赫尔穆特·冯·莫尔特克的话来说，数据是分析计划的终结者——我们一旦开始分析数据，就经常会碰到初始的研究计划没有预见到的问题。重点在于，只要说明偏差及造成偏差的原因，这种对分析计划的偏离就是可接受的。从根本上说，我们同样希望得到能用来证实这一发现的独立数据集；这是基因组学等一些现代研究领域的标准做法。

第三，我们要记住，科学是获得理解的过程，而不是知识体系。我们从错误中吸取教训，然后继续前进，我们所有的知识都是暂时的，在未来可能会被修正或被推翻。最初吸引我亲近科学的是：我们愿意改变自己的想法，努力发现我们的问题并加以解决。我始终相信科学能帮助我们更好地认识世界。

第七章

决策神经科学——大脑的“购买按钮”成像

2013 年，安吉丽娜·朱莉在《纽约时报》上宣布：尽管没有患上癌症，但她必须接受选择性双侧乳腺切除手术。家族乳腺癌史（她母亲在 40 岁左右患上乳腺癌并于 56 岁时去世）以及她自身携带的一种让她有极高患癌风险的特殊基因（BRCA1）突变促使她做出了这样的选择。医生估计，她未来患上乳腺癌的概率是 87%。与之相反，手术带来的风险很小（死亡的概率低于 1%），但可能出现并发症，从而降低生活质量。你在这种情况下会怎么做？

我们每天会做很多选择。有些无关紧要——今天早晨喝酸奶还是吃鸡蛋？有些短期来看不是非常重要，但可能会导致长期的后果——去三楼的办公室应该是爬楼梯还是乘电梯？还有一些选择会改变命运，比如朱莉为了规避患癌的风险而选择接受手术。多年来，经济学家和心理学家一直在研究我们做选择的方式，他们提出了能从多个方面描述我们如何做决定的有影响力的理论。在过去的 20 年中，科学界出现了一个研究大脑如何做决定的新领域，而神经成像在这一新领域的发展中发挥了核心作用。

我们为什么这样选择

如果我给你一个机会，赢得 25 美元和输掉 13 美元的概率均为 50%，你愿意冒险吗？大多数关于我们如何做决定的研究已经探讨过这类经济决策，因为我们能相对容易地在实验室中对它们进行研究，而且它们在现代社会生活中非常重要。影响经济决策的第一个因素是商品的价值（我们称之为预期）。我们都直观地了解“价值”的意义，但对它进行正式定义一直都是个挑战。我们指的不是数值或价格，而是在考虑已有条件的情况下，你个人期待或想要从该物品中获得多少利益。经济学家用“效用”这个术语来描述某种隐藏的数量，这种数量驱使我们对某些物品的需求大于对其他物品的需求。他们倾向于认为，这种效用也许无法直接测量，但能从一个人所做的选择中推断出来：如果我早餐选择喝酸奶而不是吃鸡蛋，那就意味着酸奶对我的效用比鸡蛋更大。如果我是一名理性决策者，那么我应该总会做出效用更大的选择，因为理论上这更能让我满足。

影响选择的另一个重要因素是每种结果发生的概率。你可能愿意得到一个赢得新汽车的机会，但 50% 的概率比 1/1 000 000 的概率更让你激动。我们可以结合预期的概率和表面的价值来计算出“预期值”——换言之，如果多次参与赌博，你期望的平均回报是多少。以轮盘赌为例。美国轮盘赌的一种简单玩法是赌球落在某个特定的方格里，发生这种情况的概率是 1/38，也就是说，如果玩很多次，你赌赢的概率大约是 2.6%。但如果赌赢了，你就会得到相当于赌注 35 倍的回报（加上原来的赌注）。如果我们用赢钱的概率乘以下注 100 美元可以赢得的钱，结果会是 95 美元。换句话说，如果玩很多次轮盘赌，你将会损失掉初始投入的 5%。赌场游戏都对玩家不利，这一点并不奇怪，可为什么还有那么多人涌向赌场呢？

人们不是简单地基于预期值做选择，这种看法早已有之。实际上，18 世纪的数学家丹尼尔・伯努利是第一个对此进行探讨的人。伯努利对以下事实特别感兴趣：我们拥有的越多，通常得到的快乐越少。你也许愿意花 2 美元买一块糖，却可能不愿意花 20 美元买 10 块糖。效用递减的观点可以解释人类的一些非理性行为。例如，假设一位特别慷慨的亿万富翁让你二选一：50% 的概率赢得 1 000 万美元，或 100% 的概率赢得 200 万美元。很少有人会选择不确定的 1 000 万美元而不选择确定的 200 万美元，即使冒险的预期值（500 万美元）远比确定的 200 万美元多。伯努利对此的解释是这样的：随着金额的增长，我们从每 1 美元中得到的额外快乐（或者说“效用”）在降低，因此，两手空空和 200 万美元之间的差距要大于 200 万美元和 1 000 万美元之间的差距。事实上，效用有时候确实会随着金额的增加而减少——正如说唱歌手 The Notorious B.I.G 所说：“就像我们遇到的钱越多，看到的问题就越多。”[1]

直到以色列心理学家丹尼尔・卡尼曼和阿莫斯・特沃斯基的

研究成果面世，人们才对人类的非理性行为有了深入理解。[2] 卡尼曼和特沃斯基展示了人类的很多有悖于理性决策者这个经济学概念的、新的行为方式，并提出了一个理论（被称作“前景理论”），它至今仍是决策研究领域最有影响力的理论之一。卡尼曼因为这项研究获得了 2002 年的诺贝尔经济学奖。若不是 1996 年特沃斯基在 59 岁时因罹患黑素瘤去世，他也会获得该奖项。前景理论的核心观点是预期效用，后来又增加了几点，其中有两点和我们的讨论有关。第一点，他们指出，损失对心理的影响大于同等所得对心理的影响：损失 20 美元的伤心大于得到 20 美元的快乐，这种现象就是他们所谓的“损失厌恶”。这也是我们大多数人不愿接受这种赌博的原因：要么以 50% 的概率赢得 12 美元，要么以 50% 的概率输掉 10 美元。即使这场赌博的预期值是正数，和所得相比，损失的影响仍会被放大，对普通人来说，一般会被放大 2 倍左右。第二点，他们证明了，人们的选择往往会因为对选项的描述不同而有所不同（或者按照他们的话来说是“框架”）：一个选项被描述为可避免损失时，比被描述为可带来同等收益时，更能让人们趋于冒险。这个理论对经济学和心理学都有重要影响，对神经科学也是一样，我们很快就会看到这一点。

选择神经科学

我们在日常生活中做选择的容易程度掩盖了大脑做出这些选

择时必须执行的复杂计算。但是，只要快速看一眼脑损伤患者在决策中遇到的问题，我们就能清楚地知道大脑实际上是多么脆弱。额颞叶痴呆（FTD）是影响决策的最不幸的疾病之一，它是一种退行性大脑疾病，病情的不断恶化会导致人们做出糟糕的决定，而且其发病时间一般要比阿尔茨海默病早得多，通常在一个人40岁或50岁时。加州大学旧金山分校的布鲁斯·米勒博士多年来一直在研究额颞叶痴呆，积累了大量案例。这些案例表明了额颞叶痴呆对决策的影响有多么严重，比如：

她丈夫指出，在过去两年中，她的冒险行为不断增加。她因违规驾驶被开了很多罚单，包括在停车标志前不停车、没有绕道而是在单行道上逆行等。这类罚单在过去的两年中越来越多，由于她收到的罚单数量过多，家人现在无法为她更换保险。根据她丈夫的报告，如果再收到一张罚单，她就会被吊销驾照。几个月前，她还表现出了其他冒险行为。在一次露营期间，她坚持要去一处遥远的瀑布探险。她丈夫解释说这样做太危险，因为有不可预测的激浪和溺水的风险，但她仍然对瀑布念念不忘，并在一个清晨瞒着他去瀑布探险，结果她在步行过程中伤得很重。患者几乎没有意识到这些变化。后来，她因为入店行窃而被警察拘留，因为不能交流和遵照指令行事，最终她被按在地上，被戴上了手铐。[3]

我们在实验室中所研究的选择很少会产生这样的结果，但它们确实为我们打开了一扇通往大脑决策机制的窗户。我的实验室研究员萨布里纳·汤姆和加州大学洛杉矶分校商学院的克雷格·福克斯教授合作进行的一项研究就是一个例子（我在第三章曾简单提过这项实验）。[4]我们想要研究大脑如何权衡简单的选择，如上文提到的输赢概率均等的选择，并检验我们是否能在大脑活动中看到与前景理论相关的证据。我们召集了16名受试者接受MRI扫描，向他们展示了很多输赢概率均等的赌博游戏。每次赌博时，他们可赢得的金额是10美元至40美元，输掉的金额则是5美元至20美元。在每次实验中，他们都会面临一种赌博游戏，并被要求报告是否愿意参与赌博。在这种情况下，他是否会说真话是个问题，所以我们使用了一种经济"吐真剂"。在受试者完成实验并离开MRI扫描仪后，我们随机挑选三种赌博游戏，看看他们是否说过会参与赌博。如果他们说过，我们就扔硬币赌现金。为了看上去更真实，我们会在扫描前一周给他们30美元现金，之后要求他们来接受扫描时随身携带60美元现金，这是他们在扫描期间的赌资。实际上，他们输掉的钱不会多于我们给的30美元（受试者平均赢了23美元），但这个过程会让受试者感觉他们真的在用自己的钱赌博，因此，我们更有信心看到大脑的真实决策模式。

我们在分析fMRI数据时发现，大脑中有两个区域对收益和损失表现出显著的反应模式（见图7.1）。其中一个区域是腹内侧前额叶皮质，它位于额叶的底部和中部，就在鼻梁后方。另一个区域是腹侧纹状体，它是位于大脑深处的基底核系统的一部分。神经成像显示，这两个区域在决策过程中都发挥了重要作用。在分析每次实验中的大脑活动情况时，我们发现：这两个区域的活跃程度会随着受试者收益的增加而增强，随着受试者损失的增加而减弱。这项研究的主要目的之一是，探求大脑对收益的反应和对损失的反应之间的关系，这能让我们在前景理论的预测和大脑活动之间建立直接联系。特别值得关注的是，前景理论预测，损失带给人的伤心会大于收益带给人的快乐。在这两个区域中，我们发现由更大损失引起的大脑活跃程度的减弱幅度，远远大于由更大收益引起的大脑活跃程度的增强幅度。根据卡尼曼和特沃斯基在其行为研究中提出的概念，我们将之称为“神经损失厌恶”。

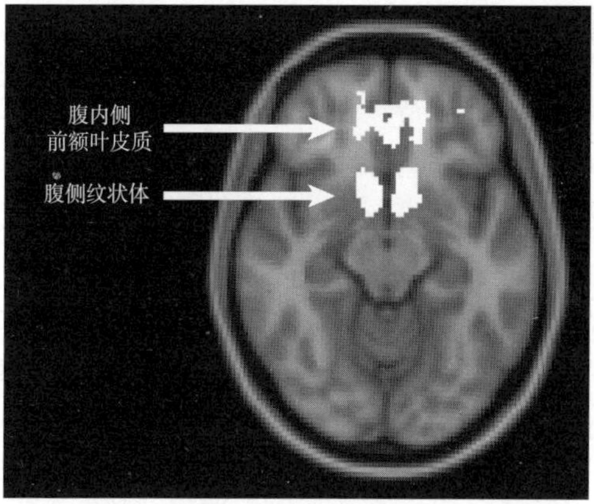

图 7.1　我们在 2007 年进行的赌博决策研究表明，腹侧纹状体和腹内侧前额叶皮质中的一些区域（白色区域）会对收益增加和损失减少产生反应。

大脑活动和受试者行为之间的关系是最终起决定性作用的证据。在研究中，有些受试者相当厌恶损失（只接受收益是损失的5倍的赌博），而另一些受试者只要求收益比损失多一点。将受试者的行为与其大脑活动进行比较时，我们发现，大脑对收益和损失的反应的不同，与受试者的选择是一致的，也即，更厌恶损失的人，其大脑对收益和损失的反应差异也更大。这项研究为前景理论提供了直接的神经科学证据。

在我们真正相信一个结果之前，对相关科学研究进行复制非常重要。鉴于我在第六章讨论过的小样本量问题，这项涉及16名受试者的研究尤其如此。幸运的是，一组意大利研究人员已成功复制了对神经损失厌恶和行为损失厌恶之间关系的研究。[5]然而，研究的另一个结果就没那么幸运了。上文提到，我们发现了几个随着损失增加而活跃程度减弱的大脑区域。我们也对寻找随着损失增加而活跃程度增强的大脑区域非常感兴趣，因为很多研究人员认为，大脑在考虑损失时会占用涉及恐惧或厌恶的系统。我们试图寻找随着损失增加而活跃程度增强的大脑区域，但什么也没找到。我们非常仔细地观察了杏仁核，由于它与恐惧和消极情绪有着长期关联（我在第一章里提到过，还会在第八章里进一步讨论），很多研究人员认为这个区域应该被考虑进去，不过，即使我们进行了仔细梳理，仍旧一无所获。后来的研究表明，我们可能错了，因为样本量太小而导致的统计功效不足让我们漏掉了关键信号。意大利团队发现杏仁核的活跃程度确实随着损失增加而增强，而加州理工学院的贝内德托·德马蒂诺及其同事的研究表明，杏仁核受损的个体——就是我在第一章提到的不知道恐惧的病人——对损失的厌恶程度也和健康人不同。我认为这是一个很好的例子，说明个体研究可能是对的，也可能是错的，但总的来说，科学总是随着时间的推移而趋向真理的。

学习好的东西

坚持了将近20年的素食主义，我和妻子几年前决定重新开始吃肉。有大量新的食物可供我们尝试，但我们不知道自己真正喜欢什么。我们应该买牛脊肉还是菲力牛排？除了不根据价格做决定，我们还可以询问肉店老板，但这通常没什么实际帮助，因此，我们最后不得不随意买点儿东西带回家尝试一番。我们通常会喜欢买回家的东西，但有时候也会讨厌，于是我们下次肯定不会再买那些东西。另外，如果我们真的喜欢某些东西，我们很有可能会再次购买。这种通过试错而学习的过程叫作强化学习，是我们存活在世界上的基础，也是令科学家长期沉迷的研究主题。我在第一章提到过，神经递质多巴胺在这种过程中起着至关重要的作用。

我在第一章说过，多巴胺在大脑中广泛传播，当我们经历的事情比预期的好时，它就会被释放。通过进化，人类大脑学会了将这种释放作为一条线索，来提示我们应该再做一次刚才做过的事情。事实上，我们现在对大脑的这一工作原理有了详细了解。当我们做决定时，大脑会用一场比赛来决定我们在众多潜在行动中选择哪一种，而这场比赛是围绕着连接大脑皮质和大脑深处基底核区的一个大脑回路进行的。前额叶皮质的不同神经元和基底核之间的连接强度决定了大脑会选择哪一种具体行动：连接强度越大，这种行动赢得比赛的可能性就越大。多巴胺恰好在决定连接强度方面起着核心作用，我们在第五章探讨过赫布可塑性的特殊版本：如果神经元在有多巴胺的情况下一起放电，它们的连接强度就会提升，反之，它们的连接强度就会降低。

因为 fMRI 只对血流量敏感，对影响神经系统的化学物质不敏感，因此，我们不能用它直接检测多巴胺。但有很多证据表明，我们可以在 fMRI 信号中看到多巴胺的踪迹。第一个证据的出现距离现在至少有 15 年了，研究人员发现基底核的 fMRI 信号显示出我在上文提到的“奖励预测误差”迹象。然而，将多巴胺和基底核的 fMRI 信号关联起来的决定性证据，来自我在斯坦福大学的同事布莱恩·克努森和卡尔·戴斯罗特对大鼠进行的一项研究。[6] 他们使用了一种光遗传学技术（由戴斯罗特实验室首创），这种技术使研究人员能用光线控制特定大脑细胞群的活动。这种技术彻底改变了神经科学，几乎肯定会让戴斯罗特获得诺贝尔奖。当大鼠在人用 MRI 扫描仪的迷你版中接受 fMRI 扫描时，研究人员用该技术有选择性地激活了释放多巴胺的神经元。这些神经元被激活后向整个大脑释放多巴胺，他们在包括基底核在内的几个区域内发现了增强的 fMRI 信号。这确切表明了，我们能在 fMRI 数据中看到多巴胺信号，但记住反向推理的教训：多巴胺激活了基底核，但这并不意味着激活基底核的一定是多巴胺，我们很确定事实并非如此。因此，我们仍然很难从生物学角度解释神经成像信号。

计算机科学家同样为我们理解强化学习过程提供了很大的帮助，他们长期致力于开发能够通过试错而学习的机器。强化学习的计算模型一般基于这样一种观点：我们应该根据我们的预测有多大误差来改变策略（即决定我们在特定环境下如何表现的规则）：误差越大，策略的改变也应该越大。模型会计算世界上每一种潜在行动的价值，然后根据这些价值来决定什么时候应该采取什么行动。接着，模型会根据预测误差的大小来修改估值，从而进行更新。例如，如果我选择了一种行动并预测我将得到一份奖励，结果却得到了两份奖励，那么我会改进对该行动的价值判断，也就是说，我在未来很可能会再次选择该行动。认知神经科学领域，特别是神经经济学的一个重要进展是，将计算机科学的强化学习模型应用到 fMRI 数据分析中，这让我们可以寻找那些以计算模型所预测的方式进行反应的大脑系统。例如，我们可以在受试者学习的时候，用计算模型来研究其行为，然后用模型来计算每个选择的奖励预测误差水平。接着，我们可以看看哪个大脑区域的反应方式符合该水平。就大脑必须执行的计算而言，这种“基于模型的 fMRI”给我们提供了一套全新的方法，使我们能更好地理解大脑活动变化背后的实际意义。它也构成了计算精神病学方法的基础，我们会在第八章对它进行探讨。

我们真的有两种思维吗

关注人类行为的很多思想家呼吁，要分清我们的理性思维和动物本能。经济学家约翰·梅纳德·凯恩斯在谈到导致经济市场不稳定的原因时说：

> 除了投机造成的不稳定外，市场上还有一种不稳定是由人性的特点造成的，即我们的大部分积极行动取决于无意识的乐观主义而非数学上的精确预判，无论在道德上、享乐上还是经济上。我们的大多数采取积极行动的决定或许只是出于动物本能，要经过很久才会显露其全面后果——这种行动源自一种无意识的冲动，而不是量化收益的加权平均值乘以量化概率的结果。[7]

最近，丹尼尔·卡尼曼用冲动、非理性的“系统 1”和缓慢、理性的“系统 2”来表述以上现象。[8] 这些说法确实准确地捕捉到了人类行为的某些方面，但我认为，它们主要反映了人类强烈地被二分法思维所吸引，而不是大脑中真有两套系统。人类的大脑极其复杂，任何二分法似乎都不太可能将它彻底描述清楚。话虽如此，至少有一种这样的二分法得到了神经科学的有力支持，那就是习惯性行为和目标导向行为的区分。

我们的大多数日常行为，都是在没有任何心理反应的情况下做出的：我们向前迈步、说符合语法规则的句子、下班后开车回家，不需要有意识地思考接下来会发生什么。这就是习惯的力量，“习惯”是指没有认知努力或认知意向的自发行为。如果没有习惯，我们就会因为需要做出大量选择而举步维艰，威廉·詹姆斯在其于 1890 年出版的谈论习惯的著名的《心理学原理》中写道：

在日常生活中，我们交给下意识处理的事情越多，解放出来的高级思维能力就越多，而这些能力可以被用到更合适的地方。因为没有习惯可遵循而优柔寡断，世上再也找不到比这更悲惨的人了。对这个人来说，抽烟、喝酒，起床、睡觉，以及所有工作都是需要深思熟虑的对象。[9]

有一个日常生活中的例子：当我们必须偏离通常的路线，绕道去干一件不合常规的事情时（比如在下班回家的路上绕道去干洗店），习惯性行为和目标导向行为之间的斗争就出现了。我们当中的许多人都有这样的经历，回到家才意识到应该绕这么一下，但我们分心了，习惯占据了主导。目标导向行为的性质要求我们记住最终目标，注意力的分散导致我们忘记目标，从而可能阻止我们实现目标。正如习惯对防止“分析型瘫痪”很重要一样，目标导向行为同样很重要，它能让我们超越常规，以适应环境变化。

我们在上文中所谈论的决策的经济模型完全属于目标导向决策的范畴：在做选择时，我们会思考对每个选项的喜欢程度，然后挑选一个对我们最有价值的选项。然而我们都知道，这并不能表明我们实际做了多少选择。比如，去商店买奶酪时，我不会把所有奶酪都看一遍，然后考虑我最想要哪一种，我只会拿起过去几年我每周都会买的施特劳斯牌平装奶酪。只有当环境发生改变时，比如我喜欢的奶酪卖光了，目标导向决策才会介入。在某种意义上，这是完全理性的行为：既然过去的做法对我一直有用，我为什么还要浪费宝贵的时间去思考如何选择呢？

当过去的那些选择不起作用时，真正的问题就出现了。这可能是因为环境的改变，也可能是因为你自己的改变。当我还是素食主义者时，我有个根深蒂固的习惯：吃 M&M 豆。每天下午，我都会站在糖果自动售货机前，像小老鼠一样拉动把手，获得每天的“口粮”。我之所以改变饮食习惯，主要是因为我发现高碳水化合物食物并不像我原先认为的那样有利于健康，经过大约一年的时间，我对食物和健康的看法完全变了。可我对 M&M 豆的渴望没变。有时候，我能抵制住它们的诱惑，但要是有人在我面前放上一碗 M&M 豆，我的新思维定式仍会屈服于习惯。

我们之前讨论了多巴胺如何在关于行为好坏的学习中发挥作用，它对养成习惯同样重要。例如，由于生成多巴胺的细胞在慢慢死亡，帕金森病患者的多巴胺水平下降，因而他们无法像健康的人那样养成习惯。几年前，我们在这方面发现了一个显著的例子，当时我正在与罗格斯大学的达芙娜·肖哈密和马克·格卢克合作研究帕金森病患者如何学习一项简单的“天气预测”任务。[10] 在那项研究中，我们向受试者展示了数套卡片，要求他们通过试错来学习每套卡片预示的是雨天还是晴天。我们通过给受试者有噪声的反馈来提高任务难度。比如，我们可能会告诉他们，某套卡片预示下雨的概率是 75%，预示出太阳的概率是 25%。我们先前进行的 fMRI 研究表明：当受试者通过试错进行学习时，这项任务会占用基底核，但当他们只试图记住结果而没有做出实际选择时，这项任务就不会占用基底核。[11] 当我们对帕金森病患者进行测试时，我们看到了类似的结果（未用 fMRI）——当我们让他们通过试错进行学习时，他们对于哪一套卡片预示雨天、哪一套卡片预示晴天的学习效果非常糟糕，但当我们让他们只看而不作答时，他们也能像健康的受试者一样学会相同的信息。该发现与一项长期研究的结果一致，即主管习惯养成的大脑系统与那些有意识地回忆过去事件的大脑系统截然不同。可见，多巴胺对于习惯的养成特别重要。

用于治疗帕金森病和不宁腿综合征的一类药物有时候会产生一种奇怪的副作用，从这种副作用中，我们可以见到上述现象的另一面。这些被称作“多巴胺激动剂”（比如，罗匹尼罗和普拉克索）的药物欺骗了大脑中的多巴胺受体，使其相信有多巴胺存在。

一般来说，这些药物有助于缓解病情，但一小部分服药的患者开始报告一种非常奇怪的现象：他们突然变得易于成瘾，有时候会沉迷于赌博等显而易见的事情，有时候则沉迷于极为古怪的强迫性行为。我曾在飞往洛杉矶的航班上和一位成功的建筑师交谈，他已经开始服用其中一种药物来治疗帕金森病，并且突然对园艺上瘾了：他简直没办法控制自己，只想一整天都待在庭院里。但停药后，他的这种对园艺的无限渴望很快就消失了。这种成瘾症相对来说是良性的，但很多人就没那么幸运了：一份来自公民组织的请愿书（要求对这些药物发出“黑箱”警告）列举了很多后果悲惨的案例，其中包括凯文·克洛斯及其同事的一组案例研究：

在服药的6个月内，一名男性开始购买色情影片并发展婚外情，他以前从未对任何色情作品产生过兴趣。他开始赌博，输掉了几千美元；他开始暴饮暴食，体重在6个月内增加了50磅。他的吸烟量大增，从每天一根烟变为每天两包烟。在停药的一个月内，他的所有这些行为都停止了，他的妻子说，“我的丈夫回来了”。

另一名男性在服药的一个月内变得性欲过度。之前他和他的妻子几个月才发生一次性关系，但服药后他突然要求每天发生几次性关系。他还试图付钱给他女儿的朋友，让后者和他发生性关系，并且请求他的儿子、儿媳妇和他进行集体性爱。他的这种行为在停药几个月内就消失了。[12]

这些案例表明，多巴胺系统可以多么有力地驱使人们产生最糟糕的冲动。我们会在第八章探讨多巴胺在药物成瘾中扮演的角色，同时进一步讨论它和习惯之间的关系。

现在和以后

我们的很多选择实质上都是简单决策：你想要现在拥有好的还是以后拥有更好的？当人们每个月往养老金账户中存钱时，他们做出的决定是这个月不花钱，以便将来有钱花（“复利”）。当我决定将一块水果而不是一块巧克力蛋糕作为甜点时，我在用蛋糕带来的即时快感和未来的健康做交换，更别说我也不想买更肥大的裤子。我们把这类决策称作“跨期选择”，因为它们需要你在两个时间点，在两种不同的好处之间做出选择，它们构成了我们生活中很多重要的选择。

关于大脑是如何完成这种选择的，目前仍有争议。亚利桑那州立大学神经科学家萨姆·麦克卢尔的观点是，大脑中有两套系统，这与卡尼曼的系统 1 和系统 2 的二分法大致相同：一套急躁的感性系统在不停地喊着“就是现在”，另一套更有耐心的理性系统则敦促我们冷静地思考等待的好处。在对“跨期选择”进行第一次 fMRI 研究期间，麦克卢尔给了受试者两个选项：很快得到较少的钱（现在得到 5 美元）和以后得到较多的钱（6 个月内得到 20 美元）。在受试者做出选择的同时，麦克卢尔用 fMRI 来检测他们的大脑功能。通过比较选择即时奖励和延时奖励的受试者在每次实验中的大脑活动情况，他发现，选择即时奖励能够更好地激活一组大脑区域，这组区域我们现在已经很熟悉了：腹侧纹状体和腹内侧前额叶皮质，两者都与奖励处理密切相关。相反，选择延时奖励能够更好地激活背外侧前额叶皮质等大脑区域，背外侧前额叶皮质被认为是自上而下对决策进行执行控制的支撑性大脑组织。研究人员由此得出结论："在经济学中，人们一直认为'跨期选择'在很大程度上受'激情'的影响。我们的发现支持了这种直觉。"[13]

保罗·格莱姆齐不赞同这种激情与理智相对立的直觉。作为纽约大学教授，保罗是神经经济学领域的先驱之一，他的开创性研究表明，猴子对外界刺激的价值判断与猴子大脑中单个神经元的反应有关。格莱姆齐和他的博士后同事乔·凯布尔一起，开始检验另一种思考跨期选择的方式，这种方式是由他多年来对单个神经元的研究所激发出来的。关于猴子的研究，还有一个惊人的发现，即研究人员通常能在动物的行为和单个神经元的活动之间建立起紧密的关系。这被称为"心理测量学－神经测量学对比"——"心理测量学"针对的是动物的决定，"神经测量学"针对的是神经元的活动。以前的研究表明，两者的关系可能非常有序，尽管这些结论出自对点的移动等简单视觉刺激的研究。无论如何，如果决策是基于对潜在价值的计算，那么凯布尔和格莱姆齐认为人类大脑中也应该有这样的区域：人的选择的主观价值和大脑对这一选择的反应之间存在一种有序的关系——心理测量学与神经测量学互相匹配。为此，他们设计了一项跨期选择任务：让人们在固定的即时奖励（20 美元）与不同时长的更多延时奖励之间做出选择。[14] 这个任务和麦克卢尔设计的任务非常相似。他们采用了另外一种方法来分析数据，即通过多次实验来寻找一些大脑区域，在这些区域中，延时奖励的主观价值与大脑反应之间存在直接联系。他们发现，在被麦克卢尔贴上“急躁”标签的区域，即腹侧纹状体和腹内侧前额叶皮质，确实存在心理测量学和神经测量学相符的情况。他们还采用麦克卢尔用过的模型来分析数据，结果发现，比起麦克卢尔的“急躁”和“耐心”双大脑系统模型，他们自己开发的简单模型实际上能更好地描述数据。这成了击倒麦克卢尔双大脑系统模型的一记重拳。这些结果让很多研究人员确信，不需要用激情和理智的对立去解释为什么我们有时愿意等待一个更大的奖励，而有时却只想立刻得到能够得到的东西。

凯布尔和格莱姆齐的研究还有一个重要发现，即 10 名受试者贴现未来回报的程度非常不同：有些人极有耐心，有些人现在就想要一切。直觉上，我们都知道有些人更善于等待，而这种能力似乎对一个人在生活中取得成功的能力至关重要。瓦尔特·米舍尔及其同事开展的“棉花糖研究”就是一个著名的例证。在这项研究中，一名研究人员将孩子们带进一个房间，向他们展示两种奖品（一个棉花糖和一块饼干），并告诉他们，如果他们能等到研究人员回来，就会得到两种奖品，如果他们决定不等，可以按铃，然后立刻得到一种奖品。20 世纪 60 年代末期至 70 年代初期，米舍尔和他的同事测试了斯坦福大学必应幼儿园的 500 多名儿童，随后对他们进行了跟踪研究，以观察这种延迟满足的能力和他们日后的生活有何关联。结果令人震惊：延迟满足能力越强的儿童，其学习成绩越好（几年后在高考中的表现更好），他们的父母也说他们更擅长学习和社交。[15]

B. J. 凯茜是世界领先的认知神经科学家之一，她和她的同事（其中包括瓦尔特・米舍尔）在 2011 年公布了一项研究，这项研究让我们对有耐心和没耐心的孩子的大脑功能差异有了新的认识。他们跟踪了米舍尔的研究中的一组儿童，在受试者首次进行测试的大约 40 年后，他们说服其中 27 名受试者重回实验室接受 MRI 扫描。他们采用了一项叫作“去 / 不去”的任务，这是凯茜经过多年的研究才设计出来的。在这项任务中，研究人员向受试者展示一些刺激，要求他们必须对其中大多数刺激做出反应，但偶尔也要抑制反应（类似于第六章提到的肯特・基尔在神经预测研究中采用的任务）。这次的刺激是“快乐的脸”或“可怕的脸”，受试者必须对其中一种情绪做出反应，而抑制对另一种情绪的反应。根据我的实验室和很多其他实验室之前所做的研究，我们知道，当人们停止做出反应时，一个以右前额叶皮质的额下回区域为中心的大脑区域网络就会被激活。[16] 凯茜对比了以往实验中延迟满足能力较强和较弱的受试者，发现延迟满足能力较弱的受试者停止做出反应的能力很糟糕（在应该抑制反应的时候犯的错误更多），并且他们的额下回区域也更不活跃。这是一个令人激动的发现，表明儿童时期的行为在几十年后仍有影响，但值得注意的是，由于最终样本量非常小（只有 15 名高延迟能力受试者和 11 名低延迟能力受试者），我们需要谨慎解释这些结果，并等待其他更大规模的研究来复制这一发现。

“消费神经科学”的出现

神经经济学得到营销人员的关注实际上只是时间问题，因为他们的工作就是更有效地卖东西。对于关乎数十亿美元的大生意来说，产品市场份额的任何微小提升都会转变成巨额营收。2004 年，萨姆·麦克卢尔和里德·蒙塔古进行的一项研究首次明确了“神经营销学”（拥护者称之为“消费神经科学”）的潜力。这项“可口可乐 / 百事可乐研究”后来变得广为人知。[17] 麦克卢尔对弄清楚品牌信息如何改变大脑对一种食品的反应很感兴趣，而可乐是一个特别有意思的例子。众所周知，人们所说的品牌偏好往往和他们在盲测中的选择不符。为此，麦克卢尔首先询问人们喜欢哪个品牌，然后再对他们进行盲测——事实上，人们所说的品牌偏好和他们在盲测中所选择的品牌几乎没有关系。接着，当受试者接受 fMRI 扫描的时候，麦克卢尔用一种定制装置将苏打水送给他们。这能让他检测在知道或不知道品牌信息的情况下，受试者的大脑对这些饮料的反应。他重点关注了腹内侧前额叶皮质，你应该还记得我们之前说过它是会对奖励产生强烈反应的区域之一。当人们拿到的饮料未标有任何品牌信息时，该区域的反应和他们声称自己喜欢这种饮料的程度直接相关。

受试者如果知道品牌信息会怎样呢？结果表明，可口可乐品牌要强于百事可乐品牌，这一点在人们的行为和大脑中都有所体现。在一次品尝测试中，研究人员让受试者选择喝可口可乐和一种没贴标签的、可能是可口可乐或百事可乐的饮料。受试者更愿意喝可口可乐。然而，当研究人员用百事可乐做相同的实验时，品牌对受试者的选择没有影响。fMRI 研究表明，比起未贴品牌标签的可口可乐，受试者在拿到贴有品牌标签的可口可乐时，其大脑中有几个区域更活跃，其中包括背外侧前额叶皮质——它似乎在对我们的基本需求施加自上而下的影响方面发挥了作用。但在百事可乐的实验中，研究人员同样没有发现这种差异。这项研究率先提出了“用神经成像来鉴定营销信息效果的可能性”。

几年后，我最喜欢的垃圾科学来源之一——《纽约时报》专栏上出现了首批宣传神经营销学神奇效果的文章。其中，一个来自加州大学洛杉矶分校的认知神经科学研究团队（其中包括马尔科·亚科博尼，他也是我们在第一章中提到的“大脑与希拉里”事件的幕后推手）通过 fMRI 来观察 5 名观众的大脑对 2006 年“超级碗”电视广告的反应。那天晚上，根据广告在被认为与情绪、共情及奖励相关的大脑区域所引发的活跃程度，亚科博尼早就选出了其中的成功者和失败者：

谁是“超级碗”广告大赛的获胜者？如果判断广告成功与否的指标是与奖励和共情相关的大脑区域的活跃程度，那么两大赢家似乎是“我要去迪士尼”广告和百威的“办公室”广告。相比之下，两大输家则是百威的“秘密冰箱”广告和萘普生的广告。令人惊讶的是，人们所说的内容和他们的大脑反应严重脱节。在某些情况下，人们选出的广告几乎没有在与情绪、奖励和共情有关的大脑区域引起反应。

在这些看起来相对成功的广告中，我想挑出米切罗啤酒广告。上图（这里没有选用该图）显示了和该广告相关的大脑反应。“镜像神经元”区域的强烈反应——箭头所示部位——十分有趣。当你做一个动作或看别人做相同的动作时，你的运动前区的“镜像神经元”就会活跃起来。这些区域的活动可能代表某种形式的共情反应。但鉴于这些区域同样是口腔运动的运动前区，也可能代表广告导致观众在大脑中模拟喝啤酒的动作。无论如何，这似乎都是大脑对广告的良好反应。[18]

如果本书不对此进行批评的话，你应该会怒不可遏，因为这是一个典型的反向推理的例子。引文的第二段说得非常清楚：他告诉我们，大脑的“镜像神经元”区域有反应，这可能和共情有关，但也可能和模拟口腔运动有关。在这种情况下，对 fMRI 结果的解释似乎更像是罗夏墨迹测验（确定解释者已经相信的东西），而不是真正的科学。

过了几年，《纽约时报》专栏版又刊登了鼓吹神经营销学的文章，这次是自称“神经营销学家”的马丁·林德斯特伦所写的“你爱苹果手机，我指的就是字面意思”。

> 今年年初，我进行了一项 fMRI 实验，想查明苹果手机是否真的像酒精、可卡因、购物和电子游戏一样令人上瘾。圣迭戈的思想标志神经营销公司（Mind Sign Neuromarketing）的协助下，我招募了年龄在 18 岁到 25 岁之间的 8 名男性和 8 名女性。这 16 名受试者分别接触了一部苹果手机的响铃和震动模式的音频和视频……最引人注目的是大脑中岛叶皮质的兴奋，岛叶皮质与爱和共情的感觉有关。受试者的大脑对手机铃声的反应就像对其女友、男友或家人的反应一样。总之，受试者没有表现出典型的基于大脑的成瘾迹象。相反，他们爱他们的苹果手机。[19]

如果林德斯特伦是对的，那么岛叶皮质的活动就好比神经科学中的“真爱量表”。遗憾的是，这是错误的。我和 44 位同事在写给《纽约时报》编辑的信中指出：

> 马丁·林德斯特伦的“你爱苹果手机，我指的就是字面意思”（1 月专栏版）意图用大脑成像表明，我们对电子设备的依

赖反映的不是上瘾而是我们对所爱之人的同类情感。然而，作者给出的证据并没有表明这一点。他提到的“与爱和共情的感觉有关”的大脑区域在1/3的大脑成像研究中都会被激活。而且，岛叶皮质在决策研究中大多和消极情感而非积极情感有关。众所周知，林德斯特伦先生所用的推理方法是有缺陷的，因为大脑区域和单一的心理状态之间很少有一对一的映射：岛叶皮质的活动反映的是一个或多个心理过程。我们很惊讶《纽约时报》竟然会刊登这种缺少科学性的文章。[20]

营销人员仍然定期鼓吹神经科学方法的神奇效果。为了表示反对，英国伦敦大学学院的乔·德夫林针对他口中的“神经营销万金油”列了一张警告语清单。警告语“提防所谓的读心术”和贯穿本书的观点相一致，即心理状态和大脑活动之间不存在简单的一对一映射。另一句警告语是，“当心专有数据分析技术”。虽然神经营销学家似乎能用大量财政资源开发出更好的数据分析方法，但实际上这些宣传通常隐瞒了这一事实：这些方法是未经检验的，可靠性是未知的。其他警告语还包括留心观察“神经诡辩和神经谬见”以及表面上拥有“首席神经科学家”等高级头衔的“伪神经科学家”。通常来说，在阅读所有类型的科学研究资料时，都要对过度推销和过度简化保持敏感，这一点很重要——如果它看起来像是在向你推销，那么很可能事实就是如此，这一般不是扎实研究的迹象。

这些早期的笨拙努力试图将神经科学树立为一种营销工具。与此同时，越来越多的研究人员正在使用更谨慎、更合乎逻辑的方法来调查神经科学是否真正有助于理解消费行为。天普大学的营销学研究人员维诺德·文卡特拉曼一直是他们的领头羊之一，他进行了一项最具系统性的研究以检验各种神经科学工具的营销效果。[21] 除了发放标准市场调查问卷来调查人们对几种产品的喜爱程度之外，他和他的同事还检验了很多不同的方法，包括 fMRI、EEG 等测量生理反应的方法（如测量心率）以及测量内隐态度的心理学方法。他们测量了大量广告引起的反应，随后根据广告在现实世界中的效果来判断哪一种方法在预测广告效果方面最有效。结果表明，fMRI（尤其是腹侧纹状体对广告的反应）在预测广告效果方面远远强于其他方法，可使预测准确率提高超过 50%。fMRI 的强大可能反映了这样的事实：腹侧纹状体要么对促成购买行为的产品特性更加敏感，要么对其他可能导致心理测试不可靠的因素不太敏感。这类谨慎的研究表明，神经科学在营销领域的应用确实大有前途。

“阅读”集体心智

根据少数人的大脑活动预测整个人群的行为是消费神经科学、神经政治学等很多领域的梦想，而新的研究已经在逐步证明这个梦想也许真的能实现。宾夕法尼亚大学的传播学教授埃米莉·福尔克是该领域的领袖之一，她率先提出了“神经焦点小组”的概念，即 fMRI 被用来预测人们在人群层面上对广告的反应。在首次对神经焦点小组的有效性进行研究时，她用 fMRI 预测人们对美国国立癌症研究所戒烟热线（1-800-QUIT-NOW）广告的反应。[22] 接受扫描期间，受试者观看了一组选自三个不同宣传活动的电视广告。受试者还回答了一份有关他们认为广告效果如何的问卷，这是标准焦点小组将要做的。福尔克研究了每一则广告在腹内侧前额叶皮质内引发的大脑活动：我们之前讨论决策过程时也提到了这一区域，其活跃程度通常会因为对个体有正面价值的刺激而提高。随后，她和同事将从神经焦点小组和标准焦点小组得出的结果分别与现实情况，也就是戒烟热线在每个广告活动推出后一个月内接到的电话数量进行比较，以判断两者的高下。结果令人惊讶：神经焦点小组 30 名受试者的大脑反应准确预测了哪则广告最有效，而标准焦点小组则没有。

神经焦点小组的概念促使我的同事布莱恩·克努森和他的学生亚历克斯·热涅夫斯基提出了一个更难的问题。他们很想搞清楚人们在小额贷款网站 Kiva 上是如何做决定的——来自低收入国家的人可以在该网站上张贴他们做小生意的融资需求。分析 Kiva 网站的一个有利之处在于，研究人员能够自动获得大量数据，从而能够评估很多贷款决定。热涅夫斯基和克努森得到了大约 14 000 项决定的数据，其中贷款和不贷款的决定各占 50%。[23]

首先，他们想知道他们是否能根据贷款申请人的照片所呈现出来的特点或其对贷款申请的描述来预测贷款决定。因为人们很难坐下来对那么多照片进行评级，所以他们采用了心理学研究的一种主流工具：亚马逊的“土耳其机器人”。“土耳其机器人”是一个供人们完成网络任务的在线市场。人们能在大量任务中自主选择，每完成一定的工作，就能得到一定的报酬。因此，研究人员向人们在线“派发”了一些照片，要求他们对照片的视觉清晰度和照片中人物的情绪进行评级。结合这些数据和从 Kiva 网站获得的数据，热涅夫斯基和克努森表明，他们能够根据照片的特点成功预测哪些贷款申请会被通过，这些特点包括申请人的性别（女性比男性更容易成功）、图像的清晰度以及申请人在照片中表现出的积极情绪的程度。其准确率没什么值得称道的地方——在只知道积极情绪程度的前提下，他们能预测大约 17% 的贷款评级变异性。这比随便猜要好点儿，但远远称不上完美。

其次，他们想知道一个神经焦点小组的大脑反应是否有助于提高预测准确率。他们挑选了 80 份贷款申请，这些贷款申请中的照片表现出了评级最高的积极情绪或消极情绪。随后，他们向受试者展示这些申请，并在每个受试者对每份申请做出贷款决定时，对其进行 fMRI 扫描。他们对比同意贷款和不同意贷款的受试者的大脑活动后发现，两组受试者的腹侧纹状体和腹内侧前额叶皮质都被激活了。我们已经多次看到这两个区域和主观偏好的相关性。他们量化了腹侧纹状体的反应，正如我们所看到的一样，该反应通常和奖励处理有关。仅使用 fMRI 数据（见图 7.3），他们能预测大约 6% 的贷款评级变异性：请记住，虽然这比什么都没有要强，但远远低于只根据照片进行评级的预测准确率。如果结合照片评级和 fMRI 数据，他们能达到 20% 的贷款评级变异性的预测准确率。这表明相比单一的照片评级或 fMRI 数据，将两者结合起来效果更好。

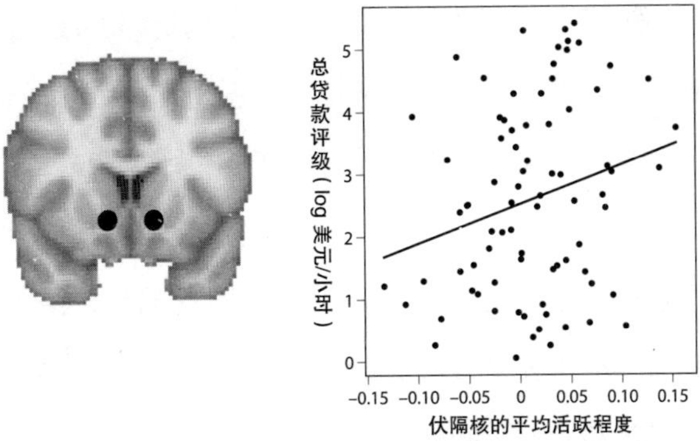

图 7.3　亚历克斯 · 热涅夫斯基和布莱恩 · 克努森从神经焦点小组研究中得出的结果。左图显示了受试者的感兴趣区域（黑色部分），即腹侧纹状体的伏隔核。右图显示了每份贷款申请在感兴趣区域内引起的大脑活动和 Kiva 网站收到的每笔贷款数额之间的关系，其中的最佳拟合直线表明了两者的平均关系。

我们不知道目前市场营销公司是否在使用神经焦点小组方法，但这非常值得一试。虽然预测准确率通常只比猜测略高，但这些小的改进仍然能带来很高的经济收益，哪怕它们只提高了一点点销售量。我们还需要更多的数据来了解这些结果的普遍性，例如，它们是否只对带有人物照片的广告有效？但几乎可以肯定的是，这些问题目前正处于消费神经科学家的关注之下，并将会在广告、政治以及其他深受公共舆论影响的决策领域起到越来越重要的作用。

商界对神经科学的兴趣显而易见，很多主流商学院已经聘请了从事神经科学研究的教师，其中包括哈佛大学、斯坦福大学和芝加哥大学。宾夕法尼亚大学沃顿商学院已经提出了“沃顿神经科学倡议”，正在召集一组致力于“通过大脑科学创造更好商业”的研究者。为了执行这项计划，他们请到了神经科学家迈克尔·普莱特。普莱特在大部分职业生涯中都在研究猴子的决策过程，还和保罗·格莱姆齐合作对猴子的价值决策进行了最早的一些研究。人们显然对此非常感兴趣。美国一流的市场研究公司尼尔森已经建立了一支约有 20 名研究人员的消费神经科学队伍，这些研究人员的工作就是解决如何用神经科学改善市场研究的问题。神经科学和商业之间的互动将会继续。

第八章

精神疾病只是一种大脑疾病吗

第一次进入 MRI 扫描仪时，我得了急性焦虑症。我本可以按下扫描仪中的紧急按钮提醒操作者我需要帮助，但我彻底崩溃了，在他们进入房间把我拉出去之前，我就自己从扫描仪中爬了出来。现在我已经在 MRI 扫描仪中待过 100 多次了（我在第五章提到过），对它非常适应，但有时候仍会想起第一次接受扫描时床体开始滑入扫描仪的场景。那不是我第一次遭遇焦虑症发作——事实上，那时我已经和焦虑症斗争了好几年。我记得考上研究生后我就遭遇了第一次焦虑症发作。我在一次研讨会上举手提问，突然就被各种恐慌迹象击倒了：心跳加速、呼吸困难，突然感觉脸上像火烧一样。对于一名胸怀大志的学者来说，这不是职业生涯的一个好开端。在随后的 10 年中，每次在公众场合讲话对我来说都成了恐惧和厌恶的来源。直到经过多次认知行为治疗，我才能克服在公众场合讲话的恐惧，或者说至少把这种恐惧降低到不会让我痛苦的程度。

焦虑症只是对现代社会造成巨大损失的许多心理健康问题之一。据统计，美国每年约有 1/5 的人患上某种精神疾病，其中

1/25 的人患有重性精神疾病，影响他们在社会中的工作能力。社会付出的代价是巨大的，无论是经济方面还是生命健康方面：美国每年因重性精神疾病导致的生产力损失将近 2 亿美元，而自杀是青少年和年轻人的第二大常见死因。当很多其他疾病导致的死亡和残疾在减少的时候，精神障碍造成的残疾实际上却在增加，尽管世界各国都投入了大量研究资金。

直到最近，心理健康问题仍未被视作和癌症或糖尿病一样的疾病。相反，它们被认为是个人弱点或诸如恶魔附身、巫术、月亮的过度影响 [单词 “lunatic”(精神错乱的) 就由此而来,“Luna”是罗马神话中的月亮女神] 等心理问题的表现。西格蒙德 · 弗洛伊德试图从性冲动和我们需要抑制性冲动的角度解释重性精神疾病。例如，在提到一名患有精神分裂症的德国法官的病例时，他说，“我们可以把暴力幻觉的阶段看作一场抑制性欲和企图恢复性欲之间的斗争”。[1] 直到 20 世纪，医生和科学家才开始将精神疾病视为大脑疾病。引起这种变化的一个重要因素是 20 世纪 50 年代在重性精神疾病的治疗中引入了药物疗法，这让很多医生和科学家相信这些疾病反映的必然是一种可以通过药物纠正的“化学失衡”。还有一个重要因素是人们关于精神疾病的遗传学的知识在不断增加。

关于精神疾病，遗传学怎么解释

基因在各种重性精神疾病中起着重要作用，这表明这些疾病一定有其生物学基础。理解基因作用的一种方式是比较同卵双胞胎（几乎拥有完全相同的基因）和异卵双胞胎（平均拥有一半相同的基因）。如果同卵双胞胎之一患有精神分裂症，那么另一个患上精神分裂症的概率为 30%～50%。相比较而言，如果异卵双胞胎之一患有精神分裂症，那么另一个患病的概率为 5%～10%，而总人口的患病概率大约是 1%。“遗传力”是描述基因影响的又一种方式。众所周知，这是一个很难理解的概念，用以描述基因差异和其他差异（如经历或环境）在多大程度上导致了人们在某些特征（如精神分裂症）上的差异。[2] 如果一种疾病的遗传力是 100%，那么人们是否患病就完全取决于他们的基因差异。但有一点很重要，这并不意味着基因的影响是必然而不可避免的。罕见病苯丙酮尿症是一个最好的例子，这种病的患者生来就不能处理一种叫作苯基丙氨酸的特殊氨基酸。如果不治疗的话，这种疾病会导致脑损伤和智力障碍。苯丙酮尿症的遗传力是 100%，这意味着如果父母双方都携带致病基因，那么孩子一定会患上此病。虽然这种疾病肯定会被遗传，但只要将饮食中的苯基丙氨酸量减到最少，就能减轻或消除疾病的后果。你可能曾注意到无糖汽水罐上“苯丙酮尿症患者：内含苯基丙氨酸”的警告，这就是其原因。

苯丙酮尿症是由单个基因的突变引起的，因此被称为简单遗传疾病。还有一种不幸的大脑简单遗传疾病叫亨廷顿舞蹈病，这种疾病会引起不可控制的身体动作，以及情绪问题、精神错乱等精神病症状。亨廷顿舞蹈病同样源于单个基因的突变，其遗传概率遵循格雷戈尔·孟德尔在植物研究中率先发现的规则：如果父母一方携带致病基因，那么孩子有50%的概率遗传此病，在这种情况下，他们肯定会在生命后期（通常大约在50岁时）患上此病。不同于亨廷顿舞蹈病，大多数重性精神疾病被称为复杂遗传疾病，因为虽然它们遗传力都很强，但遗传方式并不取决于单个基因。

人类基因组计划结出了基因技术的硕果，这些强大的技术使研究人员能够弄清精神分裂症、抑郁症、自闭症等复杂疾病的基因缺陷，进而更直接地从生物学角度解释这些疾病的遗传力。全基因组关联研究是搜索复杂大脑疾病的相关基因的一个重要工具。全基因组关联研究依赖于这样的事实：在人类基因组的大约30亿个位置上，人们彼此之间经常有差异的位置相对较少——这里的“较少”意味着差不多几百万个位置，而“经常”则意味着至少约有1%的人在那个位置存在基因组差异（或变体）。至于其余的基因组，几乎所有人都相同。进行一次全基因组关联研究，科研人员要从大量的个体中（通过血液或唾液）收集基因物质，然后识别每个人携带的是这几百万个常见变体中的哪一种。接着，他们比较一组患有相关疾病的人（病例组）和一组未患有这种疾病的人（对照组）的所有变体，观察病例组和对照组是否具备一些共同的变体。

随着研究人员开始使用全基因组关联研究来探索精神分裂症等疾病，很多不同基因在这些疾病中发挥作用的事实变得显而易见，不过每一个基因发挥的作用似乎都很小：它们在病因中的占比不超过1%，也就是说并不存在“精神分裂症基因”。不过，这些研究为精神分裂症的生物学基础提供了很重要的新的思考。出人意料的是，研究人员没有在任何与大脑功能有明显关联的基因中找到精神分裂症患者的最大不同，而是在和免疫系统功能相关的基因中找到了，特别是在那部分有助于人体辨别外来细胞的基因（即“主要组织相容性复合体”）中。对精神分裂症患者的基因组的详细研究让哈佛医学院的史蒂文·麦卡罗尔和他的同事识别出了一种特定的C4基因。这种基因在健康人和精神分裂症患者之间的平均差异较大，很可能精神分裂症患者的这种基因活性更强，从而产生了更多的特定蛋白质。[3]他们随后对小鼠进行了研究，想要弄清楚大脑中C4蛋白质的作用，结果发现它能在大脑发育早期清除神经元之间的突触。理论上，在大脑发育早期，较多的C4蛋白质活动可能会因为清除了太多突触而在后期导致大脑功能障碍。该研究很好地说明了遗传学在深入理解精神疾病的生物学基础方面发挥的作用，但要记住，遗传只是引起疾病的一小部分原因，大多数精神分裂症患者并没有不正常的C4基因，考虑到精神分裂症很强的遗传力，肯定还有其他基因在起作用。

我们可以从病例组－对照组研究所发现的基因差异中得出什么结论呢？想想我们讨论过的反向推理。我们可以看到，大脑某一区域在特定心理功能条件下被激活（如在一个人感到恐惧时杏仁核被激活），并不意味着该区域就是一个“恐惧”区域；我们必须了解是否还有其他心理功能同样会激活这个区域。同理，在一个基因变体和一种疾病之间发现关联，也不意味着这个基因是这种疾病所特有的；一个基因仅仅因为在抑郁症患者身上更常见，并不能证明它就是“抑郁症基因”。为此，我们需要知道该基因是否和抑郁症有特定关系，或者同样的基因变体是否和其他大脑疾病也有关系。随着遗传学研究人员开始提出这些问题，答案变得显而易见：看似不同的心理健康问题，在遗传学上存在很多重合，尤其是精神分裂症、躁郁症、重度抑郁症等重性精神疾病在遗传学上存在大量重合，但这些疾病和注意力缺陷多动症、强迫症、自闭症等精神障碍之间的重合就比较少。对此有多种解释，但最简单的一种解释是：对一种特定精神疾病进行诊断，虽然对临床精神病学家来说可能有用，但在生物学层面可能并不是非常有用。这也适用于神经成像专家对精神疾病的研究。

精神疾病成像

如果精神疾病真的是大脑的问题，那么我们应该能通过大脑成像看到相关证据，而探索该问题的研究大量涌现也应该不足为奇。这些研究大部分探索的是大脑结构，重点是测量灰质的厚度或密度。这是一种相对简单的测量方法，只要花二三十分钟进行几次 MRI 扫描就可以了。

很多已发表的相关的独立研究都证明了病例组和对照组之间有不同，但解释这些不同非常具有挑战性，因为很多研究的规模较小，造成这种情况的部分原因是收集 MRI 数据要比在遗传学研究中用拭子在面颊上采集化验标本难得多。不过，我们可以用元分析技术将很多研究中的数据结合起来考虑，这会让我们对结果更有信心。斯坦福大学的精神病学家阿米特·埃特金主持了迄今为止规模最大的精神疾病结构性 MRI 元分析。埃特金和他的团队结合了近 200 项已发表的病例组 – 对照组研究给出的数据，研究了多种精神障碍，包括精神分裂症、躁郁症、抑郁症、成瘾症、强迫症和焦虑症。[4] 他们的分析聚焦于那些测量大脑中灰质含量差异的研究。

元分析的研究结果令人惊叹。有证据表明，对于所有这些不同疾病，患者的大脑中都有三个区域灰质比较少，它们是前扣带回皮质和左、右前岛叶（见彩图 10）。这些区域联系密切，而且大量研究表明，该网络对执行功能，即控制行为和以目标导向方式行动的能力特别重要。事实上，当埃特金的团队聚焦于另一组健康人的数据集时，他们发现该网络的灰质密度与几种心理测试得出的执行功能指标有关。不同病例组之间存在一定差异：例如，“内化障碍”（包括抑郁症、焦虑症和强迫症）患者的海马体和杏仁核灰质有减少，但精神病患者相较于非精神病患者整体上灰质减少得更多。无论如何，这些看似不同的疾病之间的相对重合表明，它们的生物学基础可能要比它们的症状更加相似——这与上文提到的遗传学发现惊人地相似，它让我们看到不同的精神疾病可能会有相同的遗传学原因。

解释灰质密度（或厚度）研究的一个难点是，灰质的数量与其功能之间没有直接关系。看起来似乎是皮质越厚越好，但事情并不总是这样——事实上，从我们出生到老去，皮质的厚度一直在下降，因此一个 18 个月大、牙牙学语的婴儿比一个 30 岁的数学天才拥有更厚的灰质。有时候皮质变薄是不好的，如阿尔茨海默病患者的皮质会整体变薄。但有时候皮质变厚也不好，如很多研究表明，与健康的对照组相比，自闭症患者大脑的某些部位皮质更厚。结构性 MRI 研究能告诉我们患上这些疾病后大脑是否有所不同，但无法告诉我们这些不同意味着什么。

精神病学研究人员还用 fMRI 寻找健康人和精神病患者之间的大脑功能差异。在这方面，也有很多独立研究报告了病例组和对照组之间大脑功能的差异，但这些研究通常规模很小，因此，元分析再次为我们提供了共识。西奈山医学院的埃玛·斯普鲁顿和她的同事开展了这样一项元分析研究，他们从已发表的 537 项关于精神分裂症、躁郁症、重度抑郁症、焦虑症和强迫症的研究中提取了数据。[5] 其分析结果和埃特金团队的结构性 MRI 元分析的结果一致：斯普鲁顿在研究那些对整个大脑进行的分析时发现（相较于分析特定区域，分析整个大脑得到的结果偏差更小），健康人和精神病患者的很多大脑区域在功能活动方面都存在差异，但对所有的患者来说，这些大脑差异都大致相同。换言之，与健康人相比，抑郁症、躁郁症和精神分裂症患者在大脑功能方面有所不同，但这些差异对所有这些疾病来说基本相同。这样的结果使一些人质疑：是否需要彻底推翻研究精神疾病的方法。稍后我会对此进行讨论。

精神疾病成像的挑战

关于对精神疾病神经成像研究进行解释的一个问题在于，很难将疾病过程本身从疾病（包括用于治疗疾病的药物）的影响中分离出来。关于这种影响的最好的例子是长期服用所谓"标准"抗精神病药物（如氟哌啶醇）的精神分裂症患者，这类药物会抑制一种特殊的多巴胺受体（D2 受体）。在患者开始服用这类药物后，长期跟踪他们的研究表明，患者大脑中大部分区域的灰质减少了，但基底神经节（有大量多巴胺 D2 受体）的灰质实际上却增加了。此外，精神病患者通常远离健康饮食、锻炼或社交，这都可能会对患者的大脑造成影响。任何将健康个体与有长期精神病史的人进行比较的研究都会在药物的作用和疾病的其他后果而不是疾病本身方面产生混淆。解决这个问题的一种方法是，在患者刚患病时就去研究他们，这能让我们排除多年的药物接触和（在某些情况下）社会隔离的混杂影响。让一个未经治疗的精神病患者主动进入 MRI 扫描仪很难，但有些研究做到了，这些研究表明，健康人和重度精神病患者的大脑功能确实存在差异。例如，斯坦福大学的尹容和加州大学戴维斯分校的卡梅隆·卡特都在研究中发现，即使是首次发作、从未接受过抗精神病药物治疗的精神分裂症患者，其大脑中和多巴胺系统有关的区域也存在异常反应。[6]

避开药物影响的另一种方法是研究精神病患者未受疾病影响的一级亲属（兄弟姐妹、父母和孩子）。通常来说，一级亲属应该与他们共享大约一半的基因组，而精神疾病的遗传力告诉我们，这些人至少应该和患者共享一些导致这种疾病的遗传脆弱性。因此，我们通过研究未受疾病影响的亲属能更好地认识与疾病风险相关的大脑差异。对一级亲属的研究确实已经证明，他们表现出了与精神病患者同样的大脑异常。例如，哈佛医学院的洛瑞·赛德曼和他的同事在研究中检测了精神分裂症患者及其未受疾病影响的亲属的海马体大小（海马体是大脑里涉及新记忆形成的区域）。他们发现，与没有任何精神分裂症亲属的健康对照组相比，精神分裂症患者及其亲属（尤其是那些家庭中有多名成员患病的人）的海马体都比较小，记忆力也更差。这可能为精神疾病实际上是一种大脑疾病提供了更有力的证据，因为我们在实际并未患病的人身上也看到了疾病遗传风险的残留痕迹。神经成像对于获得这些见解具有独特的重要性：理论上，我们能够在人们死后研究他们的大脑，比较每个人的大脑区域大小；实践中，这样的研究几乎是不可能实现的，但我们能相对容易地收集到神经成像数据。

反思精神障碍

上文概述的这些结果让精神障碍生物学的研究人员越来越沮丧，这种沮丧感在很大程度上要归咎于一本书——《精神障碍诊断与统计手册》。这本书规定了精神病医生该如何诊断特定疾病。例如，要将某人诊断为恐慌症患者，他必须反复恐慌发作并至少有以下症状中的四种：

心悸、心跳或心率加速

出汗

战栗或发抖

有呼吸急促或胸闷的感觉

有窒息的感觉

胸痛或不舒服

恶心或腹痛

晕眩、站不稳、头晕或昏厥

发热或发冷

感觉异常（有麻木或刺痛的感觉）

现实感丧失（感觉不真实）或人格解体（脱离自我）

有失控或“发疯”的感觉

恐惧死亡[7]

同理，其他疾病也被以检查表的形式定义，只要患者表现出最少数量的症状，就能被确诊。这种自助餐式的方法意味着两名患者可能表现出完全不同的症状。例如，一名患者可能会心悸、出汗、发抖和感到窒息，而另一名患者可能会恶心、晕眩、发冷和感到刺痛，但两者会被诊断为患有相同的疾病。

和其他大多数非精神疾病的诊断方法相比，这种方法显然大为不同。例如，糖尿病症状包括极度饥渴、频繁排尿和疲劳。但医生从不会因为患者说自己有这样一些症状而简单地断定他患有糖尿病。相反，他们会为患者抽血，然后检测其血液中特定化学物质（如葡萄糖和糖化血红蛋白）的含量，我们将之称为“生物标记”。同理，急诊室医生也不会根据胸痛症状简单地断定一个人患有心脏病。在癌症诊断方面，基因组学革命更加凸显了这一点。以前，我们用病灶（“脑癌”）或相关细胞种类（“恶性胶质瘤”）表示癌症，但研究表明，这在决定如何有效治疗癌症方面并没有多大作用。随着精确判断肿瘤内基因突变的能力的提升，医生现在可以利用这一知识来采取合适的护理措施。例如，按照基因异常的不同模式，有四种不同类型的恶性胶质瘤（一种恶性脑癌），它们对治疗的反应各不相同。这种“精准治疗”——利用生物学知识推动个性化治疗——激发了一位精神病学家的灵感，他企图改变定义和研究精神疾病的方法。

汤姆·尹泽尔不是那种很多人期待中的精神病学改革领袖。他被训练成一名精神病医生，之后当了多年的基础神经科学研究员。他以对草原田鼠（一种特别善于社交的小型啮齿动物）的性生活的开创性研究而闻名，该研究表明这种动物的一夫一妻制是由特定的神经化学系统造成的。无论如何，尹泽尔在 2002 年被任命为美国国立精神卫生研究所所长，该所为美国的大多数精神疾病研究提供资金。这让他能够为心理健康制定研究议程，他也充分利用了这一优势。他尤其震惊于这样的事实：最近几十年里，由癌症、心脏病等大多数疾病导致的死亡和残疾减少了，但与此同时，由精神疾病导致的死亡却增加了。他意识到，精神疾病领域没有实现让人们更健康的承诺，正如 2013 年他在一篇博客中所说：“精神病患者应该得到更好的治疗。”[8]

尹泽尔和精神病学家布鲁斯·卡思伯特提出的解决办法被称作“标准研究领域”。其基本思想是，如果精神疾病是大脑疾病，那么我们只有先了解出错的大脑系统，才能知道如何诊断和恰当治疗。无论如何，尹泽尔认为，在理解大脑如何造成精神疾病方面，传统的精神病学诊断标签（如抑郁症和精神分裂症）与其说是助力，不如说是障碍。我们已经看到，遗传学和神经科学的相关研究都显示，这些不同的诊断并没有很好地映射到生物学中——正如你不会认为胸痛这样的症状只有一个简单的生物学基础。相反，他提议研究有可能造成这些症状的不同大脑系统，如同我们为了理解其他疾病而研究生物学系统一样。在他的所长任期（直到 2015 年他去谷歌工作）中，尹泽尔推动整个美国国立精神卫生研究所的研究项目远离《精神障碍诊断与统计手册》上的诊断方法，转而更多地研究这些诊断背后的基本大脑系统。成群的神经科学家被召集起来逐一讨论那些被认为在精神疾病中起作用的不同领域，然后每组科学家开发出一个“矩阵”，用以描述具体过程与不同基因、分子、大脑系统以及行为之间的关系。

大脑中的恐惧

“负价系统”是标准研究领域之一，该系统由包括恐惧、焦虑、失败和“无奖励挫折”在内的消极情感体验组成。其中，我们可能最容易理解恐惧背后的大脑系统。恐惧是从进化中获得的一种自然情感，能够帮助我们抵御肉食动物，并防止我们站在悬崖边上。大多数人时不时就会经历恐惧，有些寻求刺激的人甚至享受这种感觉，但对其他人来说，恐惧会让他们衰弱。就创伤后应激障碍症患者而言，对创伤经历最轻微的提示都可能引发强烈的恐惧；但对惊恐障碍患者来说，这种恐惧往往似乎是凭空而来的。有时候，一个人可能会因为担心被攻击而变成广场恐惧症患者（agoraphobic）——这个词是从拉丁语翻译过来的，它的意思是“对市场的恐惧”，但对我们来说，它指的是对人群或公共场所的恐惧，会导致这个人回避与外界的互动。幸运的是，我对在公众场合讲话的恐惧从未致使我避开公共场所，但对很多人来说，社交焦虑症严重束缚了他们实现职业或个人目标的能力。

神经科学研究提供了一幅关于恐惧在大脑中如何运作的详细蓝图。假设你正在街上走，有个人拿着枪靠近你，索要你的钱包和手机。人类不是生来就害怕枪支的，我们是从经验中学会这一点的，这种学习是通过一个大脑回路里的神经元之间的连接变化实现的，该大脑回路包括杏仁核和与之相关的很多其他区域。这个回路向我们身体的其他部位发送信息，最终让我们在身体上体验到难受的感觉，但这些信息也能让我们调节焦虑反应，比如，当我们意识到枪实际上是玩具或抢劫者是搞万圣节恶作剧的朋友时。我们对恐惧反应的具体回路的很多知识都来自对大鼠、小鼠等动物的研究，但神经成像能告诉我们，人类大脑中的恐惧是什么样子的。所谓的“恐惧实验”就是其中一种研究方法。在这种实验中，研究人员会给受试者一些提示（图片或声音）：其中一些志愿者是被单独给予提示，另一些受试者则伴随着轻微的电击被给予提示。随着时间的流逝，每当看见伴随着电击的提示时，受试者就开始害怕被电击，而当受试者经历这种恐惧的时候，研究人员就可以检测其大脑活动。研究发现，当一个人经历即将到来的电击恐惧时，他的整个大脑的恐惧回路都被激活了，这表明当涉及像恐惧这样的基本情绪体验时，人类和鼠类的大脑功能没有什么不同。值得指出的是，关于恐惧在大脑中的运作方式仍旧存在很多问题，越来越多的人认为，恐惧的有意识体验和与之相关的心理反应以及行为反应（如僵住或躲避），涉及不同的大脑回路。

害怕电击在恐惧实验中是正常的，但如果恐惧消失会怎样呢？研究人员认为，创伤后应激障碍症形成的原因就是大脑恐惧系统对外界那些不具威胁性的提示产生了恐惧反应，并且没有能力消除这种反应，即使经验表明这些提示并不会造成伤害。多项元分析研究表明，创伤后应激障碍症和焦虑症患者面对消极情绪刺激时，杏仁核和脑岛会表现出一种夸大反应。它们同时还表明，大脑恐惧回路的反应强度既与遭受创伤事件后患上应激障碍症的可能性有关，也与成功治疗的可能性有关。一项特别有趣的研究从急诊室招募了遭受创伤事件的患者，然后在事件发生后的两个月内用 fMRI 评估了他们看到恐惧面孔时的大脑反应。[9] 当研究人员在创伤事件发生一年后跟踪研究这些患者时，他们发现，在事件发生两个月内杏仁核较活跃的患者更有可能在一年后表现出创伤后应激障碍的症状。这就是标准研究领域支持的方法，也是很多人寄希望于能让精神病学摆脱目前的混乱状态的方法，它强调的是用神经科学预测特定的精神症状。然而，过去 10 年中，使用标准研究领域方法的研究并没有达到最初期望的突破水平，我们距离深入了解这些疾病还很远。

计算精神病学

标准研究领域方法着重于弄清楚是哪些大脑系统在精神疾病中出了问题，但并不能真正告诉我们这些大脑系统在这些疾病中具体出了什么问题。为解决这个问题，一种叫作“计算精神病学”的新兴方法正在使用先进的数学模型，试图将精神疾病中的大脑功能障碍和大脑中进行的基本运算结合起来。

迈克尔·J. 法兰克是布朗大学一位运用计算模型研究多种不同精神疾病的神经科学家，他一直是计算精神病学运动的先锋。他使用强化学习模型，类似我在第七章中简要提到的那些，重点研究人们如何从或好或坏的经验中学习。你也许还记得我们之前的讨论：多巴胺在强化学习中起着关键作用。多巴胺在强化学习中的作用至少部分是因为它对基底神经节的影响，基底神经节主要接受多巴胺神经元的输入。具体来说，多巴胺对学习的影响似乎来自它对基底神经节内神经元连接强度变化的影响。然而，正如你所料，事实上多巴胺的故事要复杂得多。

其中一个复杂之处就在于，基底神经节里各组神经元对多巴胺的反应不同。法兰克将能够在激活时促使我们采取行动的神经元组称作“通路”，同时将能够在激活时驱使我们避免行动的神经元组称作“非通路”。这两种神经元均受多巴胺的影响，但受影响的方式在很大程度上是相反的，这是因为它们具有不同种类的多巴胺受体。如果通路神经元在多巴胺存在的情况下放电，那么神经元及其输入之间的突触连接就会加强；相反，如果它们在没有多巴胺的情况下放电，这些突触连接就会减弱。非通路的情况正好相反：在多巴胺存在的情况下，放电会导致突触连接变弱，在没有多巴胺的情况下，放电则会让连接变强。基于此，法兰克认为多巴胺对两种学习类型——从积极反馈（这会导致多巴胺增加）中学习和从消极反馈（这会导致多巴胺减少）中学习——应该具有不同影响。在早期的研究里，他在多巴胺系统出现功能障碍的帕金森病患者身上检验了这一想法。他发现，未经治疗的病人（低水平多巴胺）从积极反馈中学习有困难，但从消极反馈中学习没有困难；相反，在经过治疗后（高水平多巴胺），他们表现出了相反的模式，从消极反馈中学习有困难，但从积极反馈中学习没有困难。[10]

法兰克在早期的对帕金森病患者的研究中提出的观点，后来开始被用于了解精神分裂症患者大脑运算失灵的情况。[11] 多巴胺无疑在精神分裂症中起着重要作用——大多数用于治疗精神疾病的药物都有抑制多巴胺受体的效果，但研究人员还不知道其确切作用。法兰克和他的同事发现，精神分裂症患者和未经治疗的帕金森病患者在实验中的表现差不多：他们从积极反馈中学习的能力受损，但从消极反馈中学习的能力正常。而且，这种能力受损与精神分裂症“阴性症状”的强度有关，如扁平效应（情绪表达减少）、冷漠以及与外界缺乏联系。法兰克团队开发的模型还表明，精神分裂症的部分问题和多巴胺神经元的放电时间有关，而且精神分裂症患者的多巴胺神经元可能会经常在不恰当的时间放电。随着计算精神病学运动的蓬勃发展，这种以脑启发运算模型为基础的运算分析可能会在未来变成精神病学研究的核心特征。相较于以前的方法，它是否更能帮助我们理解精神疾病尚待分晓，但事情总不会变得更糟。

成瘾症是大脑疾病吗

现如今，成瘾症在某种程度上几乎影响着每个人的生活。从童年起，我就听过我的一位长辈因为酗酒而毁掉家庭的故事。成年后，我的有些朋友因为药物成瘾毁掉了他们的生活，我也看到我喜欢的一些音乐家和艺术家沉溺于毒品不可自拔。在这方面，我身边的故事并不独特：药物成瘾在全世界造成了大量死亡。吸烟是最普遍的成瘾症：据估算，全世界有超过 10% 的男性死亡和 5% 的女性死亡与吸烟直接相关。成瘾症从表面上看似乎不同于其他精神疾病，因为它最终是一种可选择的疾病：原则上，瘾君子可以选择停止吸毒，但你很难想象精神病患者能选择不去听他们脑海里的声音，或者抑郁症患者能选择让自己有一个好心情。很明显，一旦上瘾就很难戒掉。例如，对尝试戒烟或戒酒的人的研究发现，他们之中只有 1/3 的人在一年后成功戒烟戒酒，而对海洛因等阿片类药物上瘾的人来说，结果通常要糟糕得多。

美国国立药物滥用研究所将成瘾症定义为“一种慢性的、会复发的、以强迫性寻找和使用药品而无视危害性后果为特征的大脑疾病”。[12] 成瘾症是“大脑疾病”意味着什么呢？从某种意义上来说，成瘾症是一种大脑疾病，因为瘾君子的健康显然会因为他们的行为而遭受损害，而所有的行为都源于他们的大脑，但实际情况要复杂得多。相较于将成瘾症视作和精神分裂症一样的疾病，我倾向于认为成瘾症是进化了的大脑和现代环境不匹配的结果。

我在第七章讨论过大脑决策系统，以及多巴胺在习惯养成中的关键作用。似乎所有形式的成瘾症都和多巴胺有关。事实上，那些直接影响大脑多巴胺系统的药物最能让人上瘾。可卡因会关闭一种化学泵，从而导致多巴胺在神经元突触中泛滥，这种化学泵通常可将多余的多巴胺从突触吸回细胞以便循环再利用。苯丙胺会引起这些化学泵的反向运转，使之向突触喷出更多的多巴胺。其他药物（包括酒精和尼古丁）的滥用对多巴胺的影响比较间接，但归根结底，多巴胺似乎是所有成瘾行为的关键。该观点的一个有力证据是，治疗帕金森病的多巴胺激动剂有可能会引发奇怪的成瘾症（我在第七章提到过）。这一切都拜多巴胺的两大主要影响所赐：它让我们有动力去获得奖励（“想要”）；它提高了我们将来重复那些促使多巴胺释放的行动的可能性，将行为变成了习惯。

在人类大脑的进化环境里，性交可能是多巴胺系统所能接收到的最强刺激。我们的猎人祖先或采集者祖先吃的食物几乎肯定比大多数现代人吃的食物健康，但是否特别美味值得怀疑，因为那时很难吃到盐、糖或香料，而且他们吃的水果也不像我们今天吃的特甜草莓或苹果那样在口味上经过了培育调整。在现代社会，我们能接触到很多刺激多巴胺系统的方式，这些刺激远远超过了进化为我们做的准备。从美味的垃圾食品到非法或合法的药物，这些刺激多巴胺释放的方式在人类进化史上是空前的。

神经成像研究表明，瘾君子大脑的多巴胺系统出现了特定变化。我们不能用 MRI 测量多巴胺的水平，但能通过 PET 对其进行间接测量。测量过程中我们会用到诸如雷氯必利这样的放射性示踪剂，它能附着在和多巴胺受体结合的分子上。几项研究发现，对那些沉溺于可卡因等兴奋剂的人来说，他们大脑中这些分子的结合力降低了。由于这些分子的结合力不如真正的多巴胺分子强，如果没有多余的多巴胺分子抢占它们的位置，它们就只会附着在受体上。因此，较低的结合水平可能意味着两件事：更多的多巴胺（占据所有的空余位置），或更少的可附着的受体。不过，我们同样可以借助一种能促使多巴胺释放的药物，用 PET 测量多巴胺在大脑中的释放量。由于很难用可卡因之类的非法药物做研究，我们通常用会对多巴胺产生类似影响的其他药物代替，如处方药哌甲酯（利他林）。采用这种方法的研究发现，滥用药物者在服用这些药物之后似乎表现出了多巴胺释放量降低的迹象，这表明，较低的结合水平可能预示着存在数量较少的受体。这也许反映了这样的事实：就像我们的身体一样，我们的大脑同样要适应环境，总是试图让我们的大脑保持在一个健康的功能范围内。当多巴胺水平过高时，大脑就会通过减弱对多巴胺的反应（减少多巴胺受体的数量）和降低多巴胺的释放量来适应环境。这可能部分解释了，为什么随着时间的推移，滥用药物者从药物中获得的兴奋感会变成正常感觉。

使用药物会引起大脑的变化，这符合成瘾症是疾病的观点，但值得注意的是，身体因为经历而发生变化的原因有很多，并不是所有的变化都是疾病。如果我经常举重，我的肌肉就会生长；如果我吃太多垃圾食品，我就会发胖。这两者都是由身体适应环境的自然机制引起的。我们肯定不会把发达的二头肌看成疾病，只会把太过失控的脂肪增长视为疾病。

许多药物治疗方案声称，药物成瘾是一种只能被控制（通常通过彻底禁戒）而不能被治愈的慢性病，但我们有理由对这个说法表示怀疑。一项对从越南服兵役归来的海洛因成瘾者的里程碑式的研究提供了最具说服力的证据。[13] 他们在越南很容易获得毒品：1970 年至 1971 年，几乎有一半在越南服役的在册男兵尝试过毒品，并有 20% 的男兵声称上瘾。如果成瘾症是一种慢性病，那么我们可以预料，在结束服役回到美国后，他们的毒瘾还会持续，但数据显示的情况恰恰相反。李・罗宾斯和她的同事开展的一项研究发现，这些在越南吸毒成瘾的士兵，只有大约 5% 在回国一年后毒瘾复发。这与美国国内对曾被送往“戒毒医院”的吸毒者的调查结果形成了鲜明的对比，该结果显示，有 2/3 的吸毒者在 6 个月内复吸了。这告诉我们环境很重要，那些吸过烟的人应该对此毫不惊讶：虽然你能在白天压制住吸烟的冲动，但晚上在烟雾缭绕的酒吧里，你要说不就很难了。另外，这些人中的很多人会对其他东西上瘾（尤其是酒精），这表明他们可能已经把一种瘾换成了另一种瘾。

事实上，环境对我们使用药物的欲望和大脑对药物的反应都至关重要。如果一个人长期使用一种药物，该药物的效果就会越来越弱，这被科学家称作“耐受性”（澳大利亚人称作“尿药”）。谢帕德·西格尔及其同事的研究表明，这种耐受性是通过学习产生的，且对服药环境具有特定性。[14] 这一事实解释了海洛因“过量”的一个有趣方面——在很多情况下，药物之所以会导致死亡，并不是因为药量比过去大，而是因为服药环境和过去不一样了。西格尔报告了一个特别令人吃惊的病例：一名癌症患者在家中注射吗啡以缓解疼痛。他在卧室接受了大约一个月的治疗，但有一天他决定去客厅接受治疗。吗啡的剂量和他之前注射的剂量没什么不同，但在这个新环境中，他出现了药物过量的迹象，随后很快就死了。成瘾的环境敏感性有助于解释越南退伍老兵较低的复吸率，但也让我们质疑成瘾症是一种慢性病的说法。

对精神疾病的偏见

人们将成瘾症和其他精神疾病视作大脑疾病的一个动机是，认为这可能有助于减少和这些疾病有关的偏见。相关研究发现，偏见有三种形式：害怕精神病患者变得暴力和危险，担心精神病患者没有足够的责任感去做出自己的人生选择，感觉精神病患者需要被照看。[15] 这些社会偏见可能会起反作用，导致精神病患者“自我污名化”，使得他们对自己的疾病感觉更糟。它们还会引起针对精神病患者的结构性歧视：例如，美国约有 1/3 的州否决了精神病患者的选举权利。

这样的偏见对身体有疾病的人来说就不那么常见了（虽然有时确实会发生，如艾滋病患者），因此，人们可能希望将精神疾病视作生理疾病会减轻偏见。关于公众对精神疾病认知的研究证实，全世界有越来越多的人可能认为精神分裂症、抑郁症等重性精神疾病是大脑疾病。[16] 但是，公众对精神疾病成因的态度变化并没有转变其对精神病患者的接受程度。这项研究虽然发现人们越来越相信这些疾病是由生理原因引起的，但同时也发现人们接受精神病患者作为邻居或同事的意愿事实上降低了。按照研究员尼克·阿斯兰和俄尔恩德·凯沃尔的说法，这种对精神疾病的生物遗传学解释的信仰是一件好坏参半的事：尽管这导致人们不太可能把问题归咎于精神病患者，但实际上却使他们可能认为精神病患者很危险，同时也让他们对通过治疗改善精神病患者的能力更加悲观。[17]

研究精神疾病患者是如何看待这个问题的也很有趣。卡拉·缪克和她的同事对酗酒者和药物滥用者做了大量的采访，专门研究他们是如何看待成瘾症是大脑疾病这个问题的。他们的看法截然不同。一些人对这个标签的拒绝显而易见：

“我认为它不是大脑疾病，因为它是一种选择。”（4 号，女性）

还有一些人则接受这个标签：

“好吧，我很高兴它是一种疾病，因为这对我有帮助。它解除了我的压力——我把事情搞砸了……哈，我可以说这不只是我自己的原因，这是一种疾病。我搞砸了不只是因为我总是喝酒，是的，这会让我感觉好受点。……（如果它是一种疾病）那我至少知道我出了问题，还有希望治愈。”（6 号，男性）

有趣的是，有些人同样提出了与好坏参半模式一致的担忧：疾病标签可能会导致他们被认为是劣等人口：

“大脑疾病可能会给人类类似脑损伤的印象。如果你听说有人大脑受伤了，你的脑海里可能就会出现动作缓慢、智力低下的形象。”（7 号，男性）[18]

同时，这些研究表明，精神疾病和成瘾症的生物遗传学解释的影响十分复杂，它对病人的影响肯定既有积极方面又有消极方面。但愿随着治疗方法的改进，人们会将这些疾病视作可治愈的疾病，从而减少偏见。

第九章

神经成像的未来

显然，我们还处在神经成像研究的早期阶段，我也毫不怀疑我们解码思想的能力在未来会变得更强大。但它究竟能走多远呢？我在第四章阐述过，fMRI 解码就是人类语言和大脑语言的相互翻译。由于大脑中存在海量神经元，所以这种翻译尤其具有挑战性——为了完成翻译，我们需要倾听超过 100 亿个神经元的活动。我们将 fMRI 图像中的许多神经元合并成一个体素，它就像翻译官一样将自己体内上百万个神经元的“说话声”整合成一个单一的“声音”。另外还要记住，fMRI 听到的“声音”不是直接来自神经元，而是来自随着神经元活动而变化的血管。这样一来，当神经元语言被翻译成血流量语言后，我们的翻译官（体素）就会整合信息并进行转播。这些血管“讲起话来慢吞吞”——就好像它们“先听神经元说会儿话”，然后再在那段时间里把听来的话进行整合。最后，在此期间可能还存在各种妨碍翻译的人为因素，如头部移动或呼吸，就好像翻译官偶尔会分心或打嗝一样。如果这听起来像是一场设备简陋的多语言电话游戏，那么差不多——因为它并非精确解码思想的好办法。

我在第四章中提到过一个权宜之计，即编写一部大脑活动模式与具体思想一一对应的词典，但这同样面临巨大的挑战。如你所见，我们能以非常高的准确率解码一个人看见的或想的是什么，至少在大的方面（如汽车和房屋，加法和减法）是这样。然而在大多数情况下，我们无法获得细节：我们能完美地解码你是在看一张人脸还是在看一个户外场景，但很难知道你在看谁的脸。这可能反映出这样一个事实：人脸和地点的区别取决于不同体素发出的“声音”，而人脸和人脸的区别可能取决于一个特定体素内神经元语言的细微差异，只是我们无法用 fMRI“听见”这些差异。马里兰大学的神经科学家路易斯·佩索亚也指出，这样的大脑词典可能会高度情境化；词典里任何特定单词的意义都取决于具体的使用环境——就像“bank”这个单词的意思取决于它的使用语境是涉及金钱、河流还是飞机，而“kill”这个单词的意思对士兵和舞台演员来说几乎完全相反。

马歇尔曾在莱斯利·斯塔尔对其的采访中预测了 fMRI 读心术发展成熟的时间，但好几年过去了，我们与这个目标依然相去甚远。建立在血氧水平依赖基础上的 fMRI 让我们了解了人类大脑的很多工作原理，但它的局限性也显而易见：由于和神经元活动相关的血流反应比较慢，所以我们无法根据它的实际时间尺度为大脑活动造像，只能勉强选取一个较长时间段内的模糊平均值。血流反应在空间上同样模糊不清，因为标准 fMRI 技术主要是对皮质血管里的血氧变化很敏感，但神经元的活动实际上很可能发生在距离血管几毫米以外的地方。如此一来，即使我们能创建出体素小得多的 fMRI 图像，也没有什么帮助，因为用来观察大脑活动的血流反应会变得模糊不清——这就像买了一台高分辨率数码相机，拍照时镜头上却雾蒙蒙的。这些局限性促使研究人员开始寻找能把大脑活动看得更清楚的方法。

磁感应强度 11 特斯拉——高场 MRI

高场 MRI 扫描仪可以生成分辨率更高的 fMRI 图像。标准医用 MRI 扫描仪的磁感应强度是 1.5 特斯拉，大多数研究用扫描仪的磁感应强度是 3 特斯拉，但越来越多的 MRI 中心正在安装磁感应强度更高的扫描仪。世界上有 60 多台磁感应强度达到 7 特斯拉的扫描仪，荷兰的马斯特里赫特市运行着一台磁感应强度为 9.4 特斯拉的扫描仪——这是被批准用于人类影像学的磁感应强度最高的扫描仪，直到 2018 年，明尼苏达大学的一台磁感应强度为 10.5 特斯拉的扫描仪获批可用于人类（见图 9.1）。2012 年，美国国立卫生研究院安装了一台磁感应强度为 11.7 特斯拉的人用扫描仪，但在投入使用之前，这台扫描仪遭遇了一场毁坏性的“淬火”：磁体的超导线圈失去了超导性，使温度迅速升高，最终导致液氦冷却剂沸腾。这种沸腾会引起压强的增加，从而造成扫描仪中的气体通过一个特别设计的安全排气口得以爆发性地释放。淬火非常罕见，往往会对磁体造成损坏。这台扫描仪就处于磁体被毁且未更换的状态。

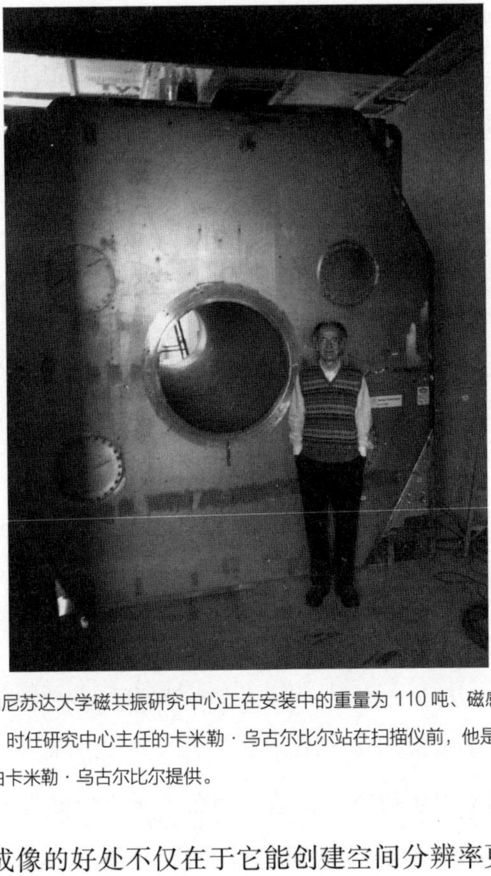

图 9.1　明尼苏达大学磁共振研究中心正在安装中的重量为 110 吨、磁感应强度为 10.5 特斯拉的磁体。时任研究中心主任的卡米勒·乌古尔比尔站在扫描仪前，他是 fMRI 的早期先驱之一。图片由卡米勒·乌古尔比尔提供。

高场成像的好处不仅在于它能创建空间分辨率更高的图像（通常不到 1 毫米），而且在于它使我们能够使用不同的 fMRI 技术，这些技术对较小的血管里的血氧变化更敏感，而较小的血管距离神经元活动的实际发生地点要近得多。明尼苏达大学的埃萨·雅各布和他的同事研究了视觉皮质方位柱的成像能力，为高场 MRI 有益于绘制精确的大脑“地图”提供了一个最具说服力的证明。[1]视觉皮质中的这些小细胞柱的宽度不到 1 毫米，它们优先对特定空间方位的线条做出反应。它们在视觉皮质内按固定的模式排列，这种模式的特性已经在动物研究中得到了详细刻画。研究人员用磁感应强度为 3 特斯拉的 MRI 找不到人类大脑中这些方位柱的确切位置，这可能是因为血流束宽太大而无法给小柱体成像。不过，雅各布团队可以用一种叫作自旋回波 MRI 的技术描绘这些方位柱，并将它们的特征和动物研究中已知的特征联系起来。麻省总医院的乔恩·波利梅尼及其同事的后续研究同样表明，磁感应强度为 7 特斯拉的 MRI 可被用于描绘大脑不同皮质层的反应。由于不同皮质层在大脑运算过程中起到的作用不同（例如，有些皮质层输出信息，有些皮质层则从大脑的其他区域接收输入信息），描绘大脑活动的这些层状模式的能力代表着 fMRI 技术的重大进步。该研究显示了如何用高场成像获得高分辨率的图像，同时也打开了一扇新的问题之门，因为研究人员能够深入到皮质柱和皮质层的层面去探索脑组织，而不是简单地观察大脑的不同区域。

自 2017 年美国食品药品监督管理局批准磁感应强度为 7 特斯拉的 MRI 扫描仪可作为临床常规应用后，高场 MRI 扫描仪可能会变得越来越普及。尽管高场 fMRI 扫描仪前景可观，但仍面临着各种挑战。针对人类的高场成像需要巨大的磁体，这些磁体又需要大量的氦来冷却，这就带来了一个实际问题：由于世界范围内的氦短缺，明尼苏达大学在2014年安装磁感应强度为10.5特斯拉的扫描仪时，用了一年多的时间才得到足够的氦。还有一个问题涉及安全。用来形成MRI图像的RF脉冲可能会导致扫描对象体内的组织升温，而且更强的磁场也需要更大的RF能量才能到达大脑中央。MRI扫描仪有内置的防止加热的安全机制，这些机制可能会给扫描带来局限性，使高场MRI发挥不了它在理论上的全部潜能。更根本的缺陷是，大部分高场fMRI扫描仪仍然依赖血流量或血氧含量的改变，而后两者的变化都很缓慢。因此，我们能提高fMRI的空间分辨率，但无法在大脑神经元做出反应的同时对其进行成像。最后，高场成像会导致图像中伪影增加，使我们很难描绘大脑的某些部位。

超越血氧水平依赖

考虑到对血氧水平依赖反应进行成像的根本局限性，我们还有一个希望：设法用MRI更直接地检测神经元的活动。有人提出了一个方法，即检测神经元放电时水分子运动（这被称为“扩散”）的变化，其原理是神经元在放电时会轻微膨胀。基于扩散的fMRI是否真的有效尚有争论，而且就算有效，其信号也非常微弱——比我们用血氧水平依赖fMRI能看到的变化小得多，这意味着如果没有很大的样本量，就很难检测到细微的影响。此外，由于扩散的MRI检测的是水分子的微观运动，所以它对头部动作极为敏感。过去，研究人员也对用 MRI 检测神经元的电活动，即“神经元电流成像”充满热情。该方法试图检测神经元放电时微弱的电流对 MRI 信号的影响：这可能会大幅提高对大脑功能成像的能力，但从这些检测中得到的信号远远弱于从标准血氧水平依赖 fMRI 中得到的信号，因此它们还未被应用到神经科学研究中。

还有一种选择是直接检测大脑的电活动。这方面有很多行之有效的方法，但我在本书中并未提及太多，它们包括 EEG——用放在头皮上的电极来检测电活动，以及 MEG（脑磁图）——检测由大脑的电活动产生的微弱磁场。原则上，相较于用血氧依赖水平 fMRI 测得的血氧含量，我们用这些技术能更直接地对大脑活动情况进行检测。但在实践中，它们自身的局限性使它们无法像 fMRI 一样在认知神经科学领域发挥作用。理由很简单：尽管 EEG 和 MEG 能提供时间分辨率非常高（毫秒级）的检测结果，但是我们却很难确定大脑活动发生的位置。对于 EEG 来说尤其如此，因为必须穿过颅骨和头皮才能检测到大脑的电活动，这让信号变得非常模糊，我们无法确定它们来自哪里。EEG 领域的研究人员提出了各种方法试图解决这个问题，但它们大多数依赖于对信号的假设，而许多研究人员发现这些信号太过强烈，因而对结果持怀疑态度。MEG 在这方面要好一点，因为它的信号没那么模糊，但问题是，它只能表明按一定方式排列的大脑区域的活动情况——根据磁场的产生原理，MEG 只能显示与颅骨表面成直角的少量大脑皮质发出的信号。长期以来，研究人员一直想要将 EEG 数据或 MEG 数据与 fMRI 数据结合起来，但到目前为止这种方法还不是很成功，部分原因在于，从技术角度来看，挑战性太高。尽管如此，fMRI 与 EEG 和 MEG 的结合仍是目前神经成像领域最有希望的方向。

有一种技术是用近红外光检测血氧含量变化，它在大脑成像方面取得了一定的成就。这种技术被称为近红外光谱分析，需要在颅骨上放一组激光器和一组用于检测反射光的光敏元件。含氧血和脱氧血的反射光有所不同——动脉血呈红色，静脉血呈蓝色，我们可以通过大脑反射回来的光测得这些不同。近红外光谱仪的最大好处是比 fMRI 扫描仪便宜得多，而且非常轻便，能够用于 fMRI 扫描仪不适用的各种现实情况。但在某种程度上，它也集 fMRI 和 EEG/MEG 的最大缺陷于一身：因为它像 fMRI 一样检测的是血流反应，所以它的时间分辨率很低；因为颅骨使大脑的反射光变得模糊，所以它的空间分辨率很低。也许将近红外光谱仪应用到婴儿大脑成像方面最有前景，婴儿的颅骨很薄，而且也很难用 fMRI 对他们进行扫描。不过，我个人认为，近红外光谱分析技术不会对认知神经科学的未来产生重大影响。

人类大脑成像方面，也许还有一些其他能够克服现有技术局限性的方法，但我们通常必须从外部观察大脑这一事实从根本上限制了这些成像技术，我在第一章提到的那种外科病人十分罕见。相比之下，在过去 10 年间，神经科学家对动物的大脑活动进行成像的能力得到了极大提高，这主要是因为分子生物学和遗传学技术的应用将神经元活动的各个方面都转变成了光。目前，我们能对蠕虫、苍蝇、小斑马鱼等简单生物体的很多神经元活动（如果不是全部）进行成像。神经科学家喜欢所有的简单生物体，因为他们能很容易地检测和控制它们的大脑活动。未来 10 年，我们也许能检测一只小鼠或一只大鼠大脑中几乎所有的神经元活动。遗憾的是，这些技术永远不可能被用于人类，因为它们通常要求对动物进行基因改造，还要求移除动物的颅骨以便直接观察其大脑。尽管如此，我们仍然可以从动物研究中学到很多东西，我在本书中提到的许多研究都受益于我们对动物大脑活动的更为直接的探索。只有通过这种跨物种的技术结合，我们才有可能掌握大脑的工作原理。

信息透明提升科学水平

在这本书中，我指出了过去的科学研究方法存在的问题，它们有时会导致研究结果不可复制。这些问题并不是神经成像所独有的，但神经成像研究的某些特点，如在数据分析方面具有很大的灵活性，使它特别容易受这些问题影响。结果可复制是科学的典型特征，而研究实践对“结果不可复制”的证实促使一些科学家开始重新审视我们的方法。关于如何提高科学水平，人们有许多不同的观点，我已经讨论过其中的一些观点，如“预先注册”

的概念——研究人员在接触数据之前，首先要提供一份对分析方法和假设的详细描述。这些改进当然很重要，但我和其他人认为，要想提高科学水平，我们还需要极大地提高信息透明度，特别是共享数据。

数据共享在一些科学领域是司空见惯的事，如哈勃太空望远镜这种稀罕又昂贵的设备所收集的数据。然而，在生命科学的很多领域，数据共享非常罕见。大多数科学期刊要求研究人员承诺在被要求时共享他们的数据，但这些政策一般不具有约束力，而且研究人员在被要求共享数据时经常拖拖拉拉，或是毫无反应。原因有很多，最有可能的还是研究人员想要保住自己的竞争优势：如果他们共享数据，那么其他研究人员可能会检验数据收集者自己原本打算检验的假设，最终击败数据收集者，发表他们的成果，我们将之称为“被挖走”。这对研究人员来说很重要，因为他们强烈希望在权威期刊上发表论文，而这些期刊非常注重“新颖性”——换句话说，他们想率先发表能证明一些特别发现的论文。假如一篇论文仅仅是复制了先前发表的成果，虽然它对科学研究来说非常重要，但通常会被刊登在知名度较低的期刊上。这可能会对研究人员的职业生涯产生影响，因为在权威期刊上发表论文的研究人员一般更容易获得工作和晋升机会。有关数据共享的争论在2016年变得尤为激烈，当时《新英格兰医学杂志》发表了一篇社论，将自己不收集数据而使用他人数据的科学家形容为“研究寄生虫”。[2] 这篇社论遭到了猛烈批评，作者最后又发表了一篇社论，表示收回先前的评论。然而，此事还是暴露了一些研究人员对数据共享的真实感受。

事实上，神经成像领域一直走在数据共享的前列，虽然一开始并不顺利。1999 年，迈克尔·加扎尼加在达特茅斯大学启动了一项叫作“fMRI 数据中心”的计划，打算共享已发表的 fMRI 研究的数据。当时加扎尼加是认知神经学研究领域最著名的期刊之一《认知神经科学杂志》的编辑，他利用这个职位强制所有在期刊上发表论文的研究人员通过 fMRI 数据中心共享他们的数据。不幸的是，这项计划太超前了，许多研究人员还没有接受数据共享的观点，一群强烈反对数据共享的研究人员发表了一封公开信。虽然 fMRI 数据中心最终共享了 100 多项研究的数据，但它仍然有点儿边缘化，最后因为缺少资金而于 2012 年被关闭。

另一项计划重新激起了神经成像领域数据共享的革命激情。2009 年，一个国际研究小组公布了从世界上 30 个不同地点收集到的 1 300 多个人的静息态 fMRI 数据，这就是千人功能连接组项目。[3] 这些数据被用在了很多研究中，而该项目的成功也为其他几项大型数据共享工作指明了道路。最成功的可能还是由圣路易斯华盛顿大学的戴维·万·埃森、明尼苏达大学的卡米勒·乌古尔比尔领导的人类连接组项目（我在第三章提到过）。该项目得到了美国国立卫生研究院的 3 000 万美元拨款，其主要目标是从 1 200 个人身上收集描述人类大脑连接性的高级数据集用以共享。正如我之前提到的，这些数据非常有用，至今已为数百篇研究文章做出了贡献。英国正在进行一项规模更大的“英国生物库”研究。该项目计划扫描 10 万英国公民的大脑（以及其他器官），且其所有数据都会对全世界的研究人员开放。[4] 我的数据共享事业开始于 2010 年的开放 fMRI 项目，目的是继承 fMRI 数据中心的传统。[5] 该项目聚焦于共享 fMRI 研究的数据，这些研究对执行心理任务时的大脑活动进行了成像，这与共享静息态 fMRI 数据的千人功能连接组项目截然相反。开放 fMRI 项目同样非常成功，已经有超过 100 份出版物采用了这些数据。我们估计这些数据为研究人员节省了 300 多万美元，它们让全世界的研究人员得以提出新问题并检验他人的研究成果，即使他们没有 MRI 扫描仪。

我在“我的连接组学研究”开始时就做了一个决定，即尽量公开包括神经成像、基因和心理测试在内的所有数据。[6] 一般来说，我们共享数据时要“去识别化”，也就是要移除所有可能暴露数据提供者身份的信息——包括从图像中移除可能会让人重建数据提供者面部的特征。这有助于保护受试者的隐私，他们参与研究时我们对此做出过承诺。然而，就我的情况而言，对数据进行去识别化是不可能的，因为神经成像领域的每个人都知道数据提供者是谁。这样公开自己的数据肯定伴随着风险。共享基因数据的风险相对较低，因为《反基因歧视法》会给我提供法律保护，《反基因歧视法》保护美国公民免受基于基因信息的歧视。但是，我的其他信息无法受到这样的保护，因此我很可能有一天会被拒绝保险理赔，因为保险公司不喜欢在我的大脑和行为中看到的东西。我冒这个险是因为我觉得医学的进步需要所有人更加开放地共享他们的数据。作为一所精英大学的终身教授，我也处于非常有利的地位，所以我认为如果有谁能冒得起这个险的话，那就是我。

我的研究数据发挥了很大作用，自 2015 年公开以来已被用于 10 多篇科学论文。其中几篇论文用这些数据检验了新的 MRI 数据分析法，因为它们为这些方法的检验提供了独特而强大的资源。有的论文用它们在大脑功能和心理状态之间建立了新的联系。宾夕法尼亚大学的里克·贝泽尔和达尼·巴西特分析了我的大脑功能是如何随情绪而变化的，结果发现在我情绪较好的时候，大脑连接的“网络灵活性”更强。[7] 如今，与我的大脑相关的信息经常出现在科学会议的演示中。在最近的一次会议上，有位陌生人在海报展示环节走过来对我说：“你好，波德拉克博士，我想给你看看我的海报，上面有你的大脑。”我的共享行为也鼓舞了其他人。最近，尼科·多森巴赫领导的圣路易斯华盛顿大学研究小组公开了一个他们称之为“午夜扫描俱乐部”的数据集，这些数据来自一组在深夜反复进入 MRI 扫描仪的研究人员，故而得名。该研究已经让他们证实了“我的连接组学研究”得出的一些结论，表明每个人的脑组织都有其特殊性，这与我们在我的大脑中的发现类似。

科学家往往是自己的最大敌人。我们不断自我批评，冒着在公众眼中失去权威性的风险，公众资助我们的研究，同时也要靠我们的成果做出重要决定。记住这一点很重要：科学不仅是一种知识体系，更是一种提问方法。它不一定能告诉我们正确的答案。实际上，我们相当肯定，我们现在持有的关于大脑如何工作的观点总有一天会被推翻，但科学方法的重要性促使我们继续研究。科学不需要我们为自己的想法寻求支持，但需要我们找出可能犯错的方式，不断质疑和自我怀疑是我们所知道的避免自欺的最好方式。

结　论

我在 20 世纪 90 年代早期刚开始学习神经成像时，至少可以说是心存疑虑的。对血氧水平进行测量如何能使我们理解大脑的复杂操作及其与心理功能的关系？在接下来的 25 年中，我早期的那些疑虑大大减少了，但新的疑虑却出现了，正如你在这本书中看到的。除了基础科学问题，围绕着神经成像在现实世界中的应用，还出现了一系列全新的问题。fMRI 很有用，它向我们讲述了大脑功能的很多知识。我们现在更加了解心理功能在大脑中的组织方式，以及不同的大脑区域如何共同协作，赋予我们很多只有人类才具备的认知能力。我们开始知道是什么让每个人独一无二，以及大脑如何在不同时间尺度（从秒到年）内发生改变。

神经成像为研究造成精神疾病的大脑功能障碍提供了一种新的可能，实际上它正在推动一场大规模反思，即我们应该如何定义精神疾病。fMRI 解码心理状态的能力让我们得以深入探究心理和大脑的关系以及这种关系对我们每个人的意义。

尽管 fMRI 技术取得了进步，但每一项科学技术都有它的适用期限，最终可能会有新技术出现，让我们可以用比当前的 fMRI 技术高得多的时间分辨率和空间分辨率来检测大脑功能。我不想为这种情况是否会在我的有生之年发生而打赌，也许我的腹侧纹状体比我更清楚。

注 释

第一章

1. D. F. Rolfe and G. C. Brown, "Cellular Energy Utilization and Molecular Origin of Standard Metabolic Rate in Mammals," *Physiological Reviews* 77, no. 3 (1997): 731–58.
2. R. Douglas Fields, Alfonso Araque, Heidi Johansen-Berg, Soo-Siang Lim, Gary Lynch, Klaus-Armin Nave, Maiken Nedergaard, Ray Perez, Terrence Sejnowski, and Hiroaki Wake, "Glial Biology in Learning and Cognition," *Neuroscientist* 20, no. 5 (2014): 426–31, doi:10.1177/1073858413504465.
3. 为了保护隐私，有些人名我使用了化名。
4. Josef Parvizi, Corentin Jacques, Brett L. Foster, Nathan Withoft, Vinitha Rangarajan, Kevin S. Weiner, and Kalanit Grill-Spector, "Electrical Stimulation of Human Fusiform Face-Selective Regions Distorts Face Perception," *Journal of Neuroscience* 32, no. 43 (2012): 14915–20, doi:10.1523/JNEUROSCI.2609-12.2012. Quote from Movie 1, time point 0:10.
5. Henry L. Roediger and Jeffrey D. Karpicke, "Test-Enhanced Learning: Taking Memory Tests Improves Long-Term Retention," *Psychological Science* 17, no. 3 (2006): 249–55, doi:10.1111/j.1467-9280.2006.01693.x.
6. Justin S. Feinstein, Ralph Adolphs, Antonio R. Damasio, and Daniel Tranel, "The Human Amygdala and the Induction and Experience of Fear," *Current Biology* 21, no. 1 (2011): 34–38, doi:10.1016/j.cub.2010.11.042.
7. Ibid., 35.
8. Marco Iacoboni, Joshua Freedman, Jonas Kaplan, Kathleen Hall Jamieson, Tom Freedman, Bill Knapp, and Kathryn Fitzgerald, "This Is Your Brain on Politics," *New York Times*, November 11, 2007, http://www.nytimes.com/2007/11/11/opinion/11freedman.html.
9. Russell A. Poldrack, "Can Cognitive Processes Be Inferred from Neuroimaging Data?" *Trends in Cognitive Sciences* 10, no. 2 (2006): 59–63, doi:10.1016/j.tics.2005.12.004.
10. Tal Yarkoni, Russell A Poldrack, Thomas E. Nichols, David C. Van Essen, and Tor D. Wager, "Large-Scale Automated Synthesis of Human Functional Neuroimaging Data," *Nature Methods* 8, no. 8 (2011): 665–70, doi:10.1038/nmeth.1635.

第二章

1. David T. Field and Laura A. Inman, "Weighing Brain Activity with the Balance: A Contemporary Replication of Angelo Mosso's Historical Experiment," *Brain* 137, no. 2 (2014): 634–39, doi:10.1093/brain/awt352.
2. C. S. Roy and C. S. Sherrington, "On the Regulation of the Blood-Supply of the Brain," *Journal of Physiology* 11, no. 1–2 (1890): [85]–108, 158–17.

3. 20世纪60年代，斯堪的纳维亚研究人员戴维·因格瓦和尼尔斯·拉森还提出过另外一套成像方法，但这套方法远不如PET成像有效，因而没有得到广泛使用。
4. Raichle的精彩自传大略叙述了他的职业生涯，见Marcus E. Raichle, Sr., Marcus E. Raichle, Sr. (Society for Neuroscience, n.d.), https://www.sfn.org/-/media/SfN/Documents/TheHistoryofNeuroscience/Volume-8/MarcusRaichle.ashx。
5. Michael I. Posner, *Michael I. Posner*, 564 (Society for Neuroscience, n.d.), https://www.sfn.org/-/media/SfN/Documents/TheHistoryofNeuroscience/Volume-7/c13.ashx.
6. John F. McDonnell, *Tribute to James S. McDonnell* (Washington, DC: National Academy of Sciences, 1999), https://www.jsmf.org/about/tribute.pdf.
7. Michael Posner, "Michael I. Posner," in *The History of Neuroscience in Autobiography*, vol. 7, edited by L. R. Squire, 576 (New York: Oxford University Press, 2012).
8. M. I. Posner, S. E. Petersen, P. T. Fox, and M. E. Raichle, "Localization of Cognitive Operations in the Human Brain," *Science* 240, no. 4859 (1988): 1627–31; S. E. Petersen, P. T. Fox, M. I. Posner, M. Mintun, M. E. Raichle, and P. T. Fox, "Positron Emission Tomographic Studies of the Cortical Anatomy of Single-Word Processing," *Nature* 331, no. 6157 (1988): 585–89, doi:10.1038/331585a0.
9. Gary Boas, "The Life and Science of Jack Belliveau: An Oral History," *FMRI25*, October 3, 2016, http://www.fmri25.org/life-science-jack-belliveau-oral-history/.
10. Benedict Carey, "Jack Belliveau, Explorer of the Brain Using M.R.I., Dies at 55," *New York Times*, March 9, 2014, https://www.nytimes.com/2014/03/10/science/jack-belliveau-explorer-of-the-brain-dies-at-55.html.
11. S. Ogawa, T. M. Lee, A. R. Kay, and D. W. Tank, "Brain Magnetic Resonance Imaging with Contrast Dependent on Blood Oxygenation," *Proceedings of the National Academy of Sciences of the USA* 87, no. 24 (1990): 9868–72.
12. Kenneth K. Kwong, "Record of a Single fMRI Experiment in May of 1991," *Neuroimage* 62, no. 2 (2012): 610–12, doi:10.1016/j.neuroimage.2011.07.089.
13. Peter A. Bandettini, "Sewer Pipe, Wire, Epoxy, and Finger Tapping: The Start of fMRI at the Medical College of Wisconsin," *Neuroimage* 62, no. 2 (2012): 622, doi:10.1016/j.neuroimage.2011.10.044.
14. 科学界经常开玩笑地将缩写PNAS翻译成“后《自然》和《科学》”(post Nature and Science)。它一般会刊登被最著名科学期刊《自然》和《科学》退稿的论文。
15. Kâmil Uğurbil, "Development of Functional Imaging in the Human Brain (fMRI): The University of Minnesota Experience," *Neuroimage* 62, no. 2 (2012): 613–19, doi:10.1016/j.neuroimage.2012.01.135.

第三章

1. N. K. Logothetis, J. Pauls, M. Augath, T. Trinath, and A. Oeltermann, "Neurophysiological Investigation of the Basis of the fMRI Signal," *Nature* 412, no. 6843 (2001): 150–57, doi: 10.1038/35084005.
2. Jin Hyung Lee, Remy Durand, Viviana Gradinaru, Feng Zhang, Inbal Goshen, Dae-Shik Kim, Lief E. Fenno, Charu Ramakrishnan, and Karl Deisseroth, "Global and Local fMRI Signals Driven by Neurons Defined Optogenetically by Type and Wiring," *Nature* 465, no. 7299 (2010): 788–92, doi: 10.1038/nature09108.
3. 1994年，在受到研究造假的匿名指责后，塞尔让特结束了自己的生命。该指责从未被证实，但神经科学领域却失去了一颗冉冉升起的新星。

4. Nancy has more recently become famous for shaving her head on live video in service of a brain anatomy lesson: Nancy Kanwisher, "The Neuroanatomy Lesson," *YouTube*, April 14, 2015, https://www.youtube.com/watch?v=PcbSQxJ7UrU.
5. N. Kanwisher, J. McDermott, and M. M. Chun, "The Fusiform Face Area: A Module in Human Extrastriate Cortex Specialized for Face Perception," *Journal of Neuroscience* 17, no. 11 (1997): 4302–11.
6. James V. Haxby, "Multivariate Pattern Analysis of fMRI: The Early Beginnings," *Neuroimage* 62, no. 2 (2012): 852–55, doi: 10.1016/j.neuroimage.2012.03.016.
7. J. V. Haxby, M. I. Gobbini, M. L. Furey, A. Ishai, J. L. Schouten, and P. Pietrini, "Distributed and Overlapping Representations of Faces and Objects in Ventral Temporal Cortex," *Science* 293, no. 5539 (2001): 2425–30, doi: 10.1126/science.1063736.
8. 那时哈克斯比显然不知道，这种技术有一个正式名称叫“最近邻分类器”。
9. Bharat B. Biswal, "Resting State fMRI: A Personal History," *Neuroimage* 62, no. 2 (2012): 938–44, doi: 10.1016/j.neuroimage.2012.01.090.
10. 关于对该领域深入浅出的介绍，我推荐 Duncan J. Watts, Six Degrees: The Science of a Connected Age (New York: Norton, 2003)。
11. See for yourself at https://oracleofbacon.org/.
12. For a copy of their original poster, see Craig M. Bennett, Abigail A. Baird, Michael B. Miller, and George L. Wolford, *Neural Correlates of Interspecies Perspective Taking in the Post-Mortem Atlantic Salmon: An Argument for Multiple Comparisons Correction* (Prefrontal.org, 2009), http://prefrontal.org/files/posters/Bennett-Salmon-2009.pdf.
13. Sabrina M. Tom, Craig R. Fox, Christopher Trepel, and Russell A. Poldrack, "The Neural Basis of Loss Aversion in Decision-Making under Risk," *Science* 315, no. 5811 (2007): 515–18, doi: 10.1126/science.1134239.
14. Richard Feynman, *Cargo Cult Science*, commencement address (Caltech, 1974), http://calteches.library.caltech.edu/51/2/CargoCult.htm.
15. Russell A. Poldrack, Chris I. Baker, Joke Durnez, Krzysztof J. Gorgolewski, Paul M. Matthews, Marcus R. Munafò, Thomas E. Nichols, Jean-Baptiste Poline, Edward Vul, and Tal Yarkoni, "Scanning the Horizon: Towards Transparent and Reproducible Neuroimaging Research," *Nature Reviews Neuroscience* 18, no. 2 (2017): 115–26, doi: 10.1038/nrn.2016.167.
16. 这篇论文的题目后来被改成了煽动性不那么强的“Puzzlingly High Correlations in fMRI Studies of Emotion, Personality, and Social Cognition.” E Vul,C. Harris, P. Winkielman, and H. Pashler, Perspectives on Psychological Science 4, no. 3 (2009): 274-90。
17. Russell A. Poldrack and Jeanette A. Mumford, "Independence in ROI Analysis: Where Is the Voodoo?" *Social Cognitive and Affective Neuroscience* 4, no. 2 (2009): 208–13, doi: 10.1093/scan/nsp011.
18. Matthew D. Lieberman, Elliot T. Berkman, and Tor D. Wager, "Correlations in Social Neuroscience Aren't Voodoo: Commentary on Vul et al. (2009)," *Perspectives on Psychological Science* 4, no. 3 (2009): 299, doi: 10.1111/j.1745-6924.2009.01128.x.
19. E. Vul, C. Harris, P. Winkielman, and H. Pashler, "Reply to Comments on 'Puzzlingly High Correlations in fMRI Studies of Emotion, Personality, and Social Cognition'," *Perspectives on Psychological Science* 4, no. 3 (2009): 319–24, doi: 10.1111/j.1745-6924.2009.01132.x.

第四章

1. CBS, "Reading Your Mind," *YouTube*, January 4, 2009, https://www.youtube .com/watch?v=8jc8URRxPIg. Conversation starts at time point 12:44.
2. Bob McDonald, "Neuro-privacy," *Quirks & Quarks*, CBC Radio, May 13, 2017, 12.00 a.m. ET, http://www.cbc.ca/radio/quirks/neuro-privacy-1.4116070. Quote at time point 1:50.
3. John-Dylan Haynes and Geraint Rees, "Predicting the Stream of Consciousness from Activity in Human Visual Cortex," *Current Biology* 15, no. 14 (2005): 1301–7, doi: 10.1016/j.cub.2005.06.026.
4. Kendrick N. Kay, Thomas Naselaris, Ryan J. Prenger, and Jack L. Gallant, "Identifying Natural Images from Human Brain Activity," *Nature* 452, no. 7185 (2008): 352–55, doi: 10.1038/nature06713.
5. Yoichi Miyawaki, Hajime Uchida, Okito Yamashita, Masaaki Sato, Yusuke Morito, Hiroki C. Tanabe, Norihiro Sadato, and Yukiyasu Kamitani, "Visual Image Reconstruction from Human Brain Activity Using a Combination of Multiscale Local Image Decoders," *Neuron* 60, no. 15 (2008): 915–29, doi:10.1016/j.neuron.2008.11.004.
6. Thomas Naselaris, Ryan J. Prenger, Kendrick N. Kay, Michael Oliver, Jack L. Gallant, "Bayesian Reconstruction of Natural Images from Human Brain Activity," *Neuron* 63, no. 6 (2009): 902–15, doi:10.1016/j.neuron.2009.09.006.
7. Adrian M. Owen, Martin R. Coleman, Melanie Boly, Matthew H. Davis, Steven Laureys, and John D. Pickard, "Detecting Awareness in the Vegetative State," *Science* 313, no. 5792 (2006): 1402, doi:10.1126/science.1130197.
8. Martin M. Monti, Audrey Vanhaudenhuyse, Martin R. Coleman, Melanie Boly, John D. Pickard, Luaba Tshibanda, Adrian M. Owen, and Steven Laureys, "Willful Modulation of Brain Activity in Disorders of Consciousness," *New England Journal of Medicine* 362, no. 7 (2010): 579–89, doi:10.1056/NEJMoa0905370.
9. Marie-Aurélie Bruno, Jan L. Bernheim, Didier Ledoux, Frédéric Pellas, Athena Demertzi, and Steven Laureys, "A Survey on Self-Assessed Well-Being in a Cohort of Chronic Locked-In Syndrome Patients: Happy Majority, Miserable Minority," *BMJ Open* 1 (2011): e000039, doi:10.1136/bmjopen-2010-000039.
10. Mo Costandi, "Uncomfortably Numb: The People Who Feel No Pain," *Guardian*, May 25, 2015, https://www.theguardian.com/science/neurophilosophy/2015/may/25/the -people-who-feel-no-pain.
11. Tor D. Wager, Lauren Y. Atlas, Martin A. Lindquist, Mathieu Roy, Choong-Wan Woo, and Ethan Kross, "An fMRI-Based Neurologic Signature of Physical Pain," *New England Journal of Medicine* 368, no. 15 (2013): 1388–97, doi:10.1056/ NEJMoa1204471.
12. Javeria A. Hashmi, Marwan N. Baliki, Lejian Huang, Alex T. Baria, Souraya Torbey, Kristina M. Hermann, Thomas J. Schnitzer, and A. Vania Apkarian, "Shape Shifting Pain: Chronification of Back Pain Shifts Brain Representation from Nociceptive to Emotional Circuits," *Brain* 136, no. 9 (2013): 2751–68, doi:10.1093/brain/awt211.
13. Ashley Bell, "Neuroscience in the Courtroom: Can We Measure Pain?" *Law Street*, March 13, 2015, https://lawstreetmedia.com/issues/health-science/neuroscience-courtroom-can-measure-pain/.
14. D. Callan, L. Mills, C. Nott, R. England, and S. England, "A Tool for Classifying Individuals with Chronic Back Pain: Using Multivariate Pattern Analysis with

Functional Magnetic Resonance Imaging Data," *PLoS One* 9, no. 6 (2014): e98007, doi:10.1371/journal.pone.0098007.

15. Gaël Varoquaux, "Cross-Validation Failure: Small Sample Sizes Lead to Large Error Bars," *NeuroImage* (June 24, 2017), doi:10.1016/j.neuroimage.2017.06.061.
16. Choong-Wan Woo, Mathieu Roy, Jason T. Buhle, and Tor D. Wager, "Distinct Brain Systems Mediate the Effects of Nociceptive Input and Self-Regulation on Pain," *PLoS Biology* 13, no. 1 (2015): e1002036, doi:10.1371/journal.pbio.1002036.

第五章

1. Bruce A. Yankner, Tao Lu, and Patrick Loerch, "The Aging Brain," *Annual Review of Pathology* 3 (2008): 41–66, doi:10.1146/annurev.pathmechdis.2.010506.092044.
2. Randy L. Buckner, Abraham Z. Snyder, Benjamin J. Shannon, Gina LaRossa, Rimmon Sachs, Anthony F. Fotenos, Yvette I. Sheline, William E. Klunk, Chester A. Mathis, John C. Morris, et al., "Molecular, Structural, and Functional Characterization of Alzheimer's Disease: Evidence for a Relationship between Default Activity, Amyloid, and Memory," *Journal of Neuroscience* 25, no. 34 (2005): 7709–17, doi:10.1523/JNEUROSCI.2177-05.2005.
3. A. M. Clare Kelly and Hugh Garavan, "Human Functional Neuroimaging of Brain Changes Associated with Practice," *Cerebral Cortex* 15, no. 8 (2005): 1089–102, doi:10.1093/cercor/bhi005.
4. Tal Yarkoni, Deanna M. Barch, Jeremy R. Gray, Thomas E. Conturo, and Todd S. Braver, "BOLD Correlates of Trial-by-Trial Reaction Time Variability in Gray and White Matter: A Multi-study fMRI Analysis," *PLoS One* 4, no. 1 (2009): e4257, doi:10.1371/journal.pone.0004257.
5. Jedediah M. Bopp, David J. Miklowitz, Guy M. Goodwin, Will Stevens, Jennifer M. Rendell, and John R. Geddes, "The Longitudinal Course of Bipolar Disorder as Revealed through Weekly Text Messaging: A Feasibility Study," *Bipolar Disorders* 12, no. 3 (2010): 327–34, doi:10.1111/j.1399-5618.2010.00807.x.; Z. Kupper and H. Hoffmann, "Course Patterns of Psychosocial Functioning in Schizophrenia Patients Attending a Vocational Rehabilitation Program," *Schizophrenia Bulletin* 26, no. 3 (2000): 681–98.
6. Rui Chen, George I. Mias, Jennifer Li-Pook-Than, Lihua Jiang, Hugo Y. K. Lam, Rong Chen, Elana Miriami, Konrad J. Karczewski, Manoj Hariharan, Frederick E. Dewey, et al., "Personal Omics Profiling Reveals Dynamic Molecular and Medical Phenotypes," *Cell* 148, no. 6 (2012): 1293–307, doi:10.1016/j.cell.2012.02.009.
7. Allen B. Weisse, "Self-Experimentation and Its Role in Medical Research," *Texas Heart Institute Journal* 39, no. 1 (2012): 51–54.
8. Timothy O. Laumann, Evan M. Gordon, Babatunde Adeyemo, Abraham Z. Snyder, Sung Jun Joo, Mei-Yen Chen, Adrian W. Gilmore, Kathleen B. McDermott, Steven M. Nelson, Nico U. F. Dosenbach, et al., "Functional System and Areal Organization of a Highly Sampled Individual Human Brain," *Neuron* 87, no. 3 (2015): 657–70, doi:10.1016/j.neuron.2015.06.037.
9. Rodrigo M. Braga and Randy L. Buckner, "Parallel Interdigitated Distributed Networks within the Individual Estimated by Intrinsic Functional Connectivity," *Neuron* 95, no. 2 (2017): 457–71.e5, doi: 10.1016/j.neuron.2017.06.038.

第六章

1. *Graham v. Florida*, 560 US 1, 17 (2010).
2. William Shakespeare, "The Winter's Tale," act 3, scene 3, in *The Complete works of William Shakespeare* (MIT, Internet, n.d.), http://shakespeare.mit.edu/winters_tale/winters_tale.3.3.html.
3. Adriana Galvan, Todd A. Hare, Cindy E. Parra, Jackie Penn, Henning Voss, Gary Glover, and B. J. Casey, "Earlier Development of the Accumbens Relative to Orbitofrontal Cortex Might Underlie Risk-Taking Behavior in Adolescents," *Journal of Neuroscience* 26, no. 25 (2006): 6885–92, doi:10.1523/JNEUROSCI.1062-06.2006.
4. Jessica R. Cohen, Robert F. Asarnow, Fred W. Sabb, Robert M. Bilder, Susan Y. Bookheimer, Barbara J. Knowlton, and Russell A. Poldrack, "A Unique Adolescent Response to Reward Prediction Errors," *Nature Neuroscience* 13, no. 6 (2010): 669–71, doi:10.1038/nn.2558.
5. Jeffrey M. Burns and Russell H. Swerdlow, "Right Orbitofrontal Tumor with Pedophilia Symptom and Constructional Apraxia Sign," *Archives of Neurology* 60, no. 3 (2003): 437–40.
6. *Frye v. United States*, 293 F, 1013, 1014 (D.C. Cir. 1923).
7. *Daubert v. Merrell Dow Pharmaceuticals, Inc.*, 509 US 579, 580 (1993).
8. Committee to Review the Scientific Evidence on the Polygraph; Board on Behavioral, Cognitive, and Sensory Sciences and Committee on National Statistics; Division of Behavioral and Social Sciences and Education; National Research Council of the National Academies, *The Polygraph and Lie Detection* (Washington, DC: National Academies Press, 2003).
9. D. D. Langleben, L. Schroeder, J. A. Maldjian, R. C. Gur, S. McDonald, J. D. Ragland, C. P. O'Brien, and A. R. Childress, "Brain Activity During Simulated Deception: An Event-Related Functional Magnetic Resonance Study," *Neuroimage* 15, no. 3 (2002): 727–32.
10. C. Davatzikos, K. Ruparel, Y. Fan, D. G. Shen, M. Acharyya, J. W. Loughead, R. C. Gur, and D. D. Langleben, "Classifying Spatial Patterns of Brain Activity with Machine Learning Methods: Application to Lie Detection," *Neuroimage* 28, no. 3 (2005): 663–68.
11. F. A. Kozel, K. A. Johnson, Q. Mu, E. L. Grenesko, S. J. Laken, and M. S. George, "Detecting Deception Using Functional Magnetic Resonance Imaging," *Biological Psychiatry* 58, no. 8 (2005): 605–13.
12. *United States v. Semrau*, No. 11-5396 (6th Cir. 2012), http://www.opn.ca6.uscourts.gov/opinions.pdf/12a0312p-06.pdf.
13. Robert Huizenga, "Dr. Oz and Dr. H: Behind the Murder Case—The Gary Smith Story," *YouTube*, March 18, 2016, https://www.youtube.com/watch?v=-JB4jRV_38E. Quote begins at time point 0:53.
14. Robert Huizenga, personal communication, June 18, 2017.
15. "The Beard," episode of *Seinfeld*, broadcast February 9, 1995 (NBC).
16. G. Ganis, J. P. Rosenfeld, J. Meixner, R. A. Kievit, and H. E. Schendan, "Lying in the Scanner: Covert Countermeasures Disrupt Deception Detection by Functional Magnetic Resonance Imaging," *Neuroimage* 55, no. 1 (2011): 312–19.
17. Seena Fazel, Zheng Chang, Thomas Fanshawe, Niklas Långström, Paul Lichtenstein, Henrik Larsson, and Susan Mallett, "Prediction of Violent Reoffending on Release from Prison: Derivation and External Validation of a Scalable Tool," *Lancet Psychiatry* 3, no. 6 (2016): 535–43, doi:10.1016/S2215-0366(16)00103-6.

18. E. Aharoni, G. M. Vincent, C. L. Harenski, V. D. Calhoun, W. Sinnott-Armstrong, M. S. Gazzaniga, and K. A. Kiehl, "Neuroprediction of Future Rearrest," *Proceedings of the National Academy of Sciences of the USA* 110, no. 15 (2013): 6223–28.
19. Russell A. Poldrack, "How Well Can We Predict Future Criminal Acts from fMRI Data?" *RussPoldrack.org* (blog), April 6, 2013, http://www.russpoldrack.org/2013/04/how-well-can-we-predict-future-criminal.html.
20. Derek W. Braverman, Samuel N. Doernberg, Carlisle P. Runge, and Dana S. Howard "OxRec Model for Assessing Risk of Recidivism: Ethics," *Lancet Psychiatry* 3, no. 9 (2016): 808–9, doi:10.1016/S2215-0366(16)30175-4.
21. Vinayak K. Prasad and Adam S. Cifu, *Ending Medical Reversal: Improving Outcomes, Saving Lives* (Baltimore, MD: Johns Hopkins University Press).
22. John P. A. Ioannidis, "Why Most Published Research Findings Are False," *PLoS Medicine* 2, no. 8 (2005): e124, doi:10.1371/journal.pmed.0020124.
23. J. P. Simmons, L. D. Nelson, and U. Simonsohn, "False-Positive Psychology: Undisclosed Flexibility in Data Collection and Analysis Allows Presenting Anything as Significant," *Psychological Science* 22, no. 11 (2011): 1359–66.
24. Ed Yong, "Replication Studies: Bad Copy," *Nature* 485, no. 7398 (2012): 298–300, doi:10.1038/485298a.
25. Open Science Collaboration, "PSYCHOLOGY: Estimating the Reproducibility of Psychological Science," *Science* 349, no. 6251 (2015): aac4716, doi: 10.1126/science.aac4716.
26. Ed Yong, "How Reliable Are Psychology Studies?" *Atlantic*, August 27, 2015, https://www.theatlantic.com/science/archive/2015/08/psychology-studies-reliability-reproducability-nosek/402466/.
27. Katherine S. Button, John P. A. Ioannidis, Claire Mokrysz, Brian A. Nosek, Jonathan Flint, Emma S. J. Robinson, and Marcus R. Munafò, "Power Failure: Why Small Sample Size Undermines the Reliability of Neuroscience," *Nature Reviews Neuroscience* 14, no. 5 (2013): 365–76, doi: 10.1038/nrn3475.
28. Russell A. Poldrack, Chris I. Baker, Joke Durnez, Krzysztof J. Gorgolewski, Paul M. Matthews, Marcus R. Munafò, Thomas E. Nichols, Jean-Baptiste Poline, Edward Vul, and Tal Yarkoni, "Scanning the Horizon: Towards Transparent and Reproducible Neuroimaging Research," *Nature Reviews Neuroscience* 18 (2017): 115–26, doi:10.1038/nrn.2016.167.

第七章

1. The Notorious B.I.G., featuring Puff Daddy and Mase, "Mo Money Mo Problems," *Life After Death* [CD] (Bad Boy/Arista, 1996).
2. Michael Lewis, *The Undoing Project: A Friendship That Changed Our Minds* (New York: W. W. Norton, 2017).
3. 出自加州大学旧金山分校研究人员布鲁斯·米勒和罗宾·凯特尔友情提供的一份未公开患者报告。
4. Sabrina M. Tom, Craig R. Fox, Christopher Trepel, and Russell A. Poldrack, "The Neural Basis of Loss Aversion in Decision-Making under Risk," *Science* 315, no. 5811 (2007): 515–18, doi:10.1126/science.1134239.
5. Nicola Canessa, Chiara Crespi, Matteo Motterlini, Gabriel Baud-Bovy, Gabriele Chierchia, Giuseppe Pantaleo, Marco Tettamanti, and Stefano F. Cappa, "The Functional and Structural Neural Basis of Individual Differences in Loss Aversion," *Journal of Neuroscience* 33, no. 36 (2013): 14307–17, doi:10.1523/JNEUROSCI.0497-13.2013.

6. Emily A. Ferenczi, Kelly A. Zalocusky, Conor Liston, Logan Grosenick, Melissa R. Warden, Debha Amatya, Kiefer Katovich, Hershel Mehta, Brian Patenaude, Charu Ramakrishnan, et al., "Prefrontal Cortical Regulation of Brainwide Circuit Dynamics and Reward-Related Behavior," *Science* 351, no. 6268 (2016): aac9698, doi:10.1126/science.aac9698.
7. John Maynard Keynes, *The General Theory of Employment, Interest and Money* (New York: Harcourt Brace, 1936), 161.
8. Daniel Kahneman, *Thinking, Fast and Slow* (New York: Farrar, Straus and Giroux, 2013).
9. William James, *The Principles of Psychology* (New York: H. Holt 1890), 122.
10. D. Shohamy, C. E. Myers, S. Grossman, J. Sage, M. A. Gluck, and R. A. Poldrack, "Cortico-striatal Contributions to Feedback-Based Learning: Converging Data from Neuroimaging and Neuropsychology," *Brain* 127, no. 4 (2004): 851–59, doi:10.1093/brain/awh100.
11. R. A. Poldrack, J. Clark, E. J. Paré-Blagoev, D. Shohamy, J. Creso Moyano, C. Myers, and M. A. Gluck, "Interactive Memory Systems in the Human Brain," *Nature* 414, no. 6863 (2001): 546–50, doi: 10.1038/35107080.
12. Kevin J. Klos, James H. Bower, Keith A. Josephs, Joseph Y. Matsumoto, and J. Eric Ahlskog, "Pathological Hypersexuality Predominantly Linked to Adjuvant Dopamine Agonist Therapy in Parkinson's Disease and Multiple System Atrophy," *Parkinsonism and Related Disorders* 11, no. 6 (2005): 381–86, doi:10.1016/j.parkreldis.2005.06.005.
13. Samuel M. McClure, David Laibson, George Loewenstein, and Jonathan D. Cohen, "Separate Neural Systems Value Immediate and Delayed Monetary Rewards," *Science* 306, no. 5695 (2004): 506, doi:10.1126/science.1100907.
14. Joseph W. Kable and Paul W. Glimcher, "The Neural Correlates of Subjective Value during Intertemporal Choice," *Nature Neuroscience* 10, no. 12 (2007): 1625–33, doi:10.1038/nn2007.
15. W. Mischel, Y. Shoda, and M. I. Rodriguez, "Delay of Gratification in Children," *Science* 244, no. 4907 (1989): 933–38.
16. Adam R. Aron, "The Neural Basis of Inhibition in Cognitive Control," *Neuroscientist* 13, no. 3 (2007): 214–28, doi:10.1177/1073858407299288.
17. Samuel M. McClure, Jian Li, Damon Tomlin, Kim S. Cypert, Latané M. Montague, and P. Read Montague, "Neural Correlates of Behavioral Preference for Culturally Familiar Drinks," *Neuron* 44, no. 2 (2004): 379–87, doi:10.1016/j.neuron.2004.09.019.
18. Marco Iacoboni, "Who Really Won the Super Bowl?" *Edge*, February 2, 2006, https://www.edge.org/conversation/marco_iacoboni-who-really-won-the-super-bowl.
19. Martin Lindstrom, "You Love Your iPhone. Literally," *New York Times*, September 30, 2011, http://www.nytimes.com/2011/10/01/opinion/you-love-your-iphone-literally.html.
20. Russell Poldrack, "The iPhone and the Brain," *New York Times*, "Opinion," October 4, 2011, http://www.nytimes.com/2011/10/05/opinion/the-iphone-and-the-brain.html.
21. Vinod Venkatraman, Angelika Dimoka, Paul A. Pavlou, Khoi Vo, William Hampton, Bryan Bollinger, Hal E. Hershfield, Masakazu Ishihara, and Russell S. Winer, "Predicting Advertising Success beyond Traditional Measures: New Insights from Neurophysiological Methods and Market Response Modeling," *Journal of Marketing Research* 52, no. 4 (2015): 436–52.

22. Emily B. Falk, Elliot T. Berkman, and Matthew D. Lieberman, "From Neural Responses to Population Behavior: Neural Focus Group Predicts Population-Level Media Effects," *Psychological Science* 23, no. 5 (2012): 439–45, doi:10.1177/0956797611434964.
23. Alexander Genevsky and Brian Knutson, "Neural Affective Mechanisms Predict Market-Level Microlending," *Psychological Science* 26, no. 9 (2015): 1411–22, doi:10.1177/0956797615588467.

第八章

1. Thomas H. McGlashan, "Psychosis as a Disorder of Reduced Cathectic Capacity: Freud's Analysis of the Schreber Case Revisited," *Schizophrenia Bulletin* 35, no. 3 (2009): 478, doi:10.1093/schbul/sbp019.
2. Wendy Johnson, Lars Penke, and Frank M. Spinath, "Heritability in the Era of Molecular Genetics: Some Thoughts for Understanding Genetic Influences on Behavioural Traits," *European Journal of Personality* 25, no. 4 (2011): 254–66.
3. Aswin Sekar, Allison R. Bialas, Heather de Rivera, Avery Davis, Timothy R. Hammond, Nolan Kamitaki, Katherine Tooley, Jessy Presumey, Matthew Baum, Vanessa Van Doren, et al., "Schizophrenia Risk from Complex Variation of Complement Component 4," *Nature* 530, no. 7589 (2016): 177–83, doi:10.1038/nature16549.
4. Madeleine Goodkind, Simon B. Eickhoff, Desmond J. Oathes, Ying Jiang, Andrew Chang, Laura B. Jones-Hagata, Brissa N. Ortega, Yevgeniya V. Zaiko, Erika L. Roach, Mayuresh S. Korgaonkar, et al., "Identification of a Common Neurobiological Substrate for Mental Illness," *JAMA Psychiatry* 72, no. 4 (2015): 305–15, doi:10.1001/jamapsychiatry.2014.2206.
5. E. Sprooten, A. Rasgon, M. Goodman, A. Carlin, E. Leibu, W. H. Lee, and S. Frangou, "Addressing Reverse Inference in Psychiatric Neuroimaging: Meta-analyses of Task-Related Brain Activation in Common Mental Disorders," *Human Brain Mapping* 38, no. 4 (2017): 1846–64.
6. Jong H. Yoon, Andrew J. Westphal, Michael J. Minzenberg, Tara Niendam, J. Daniel Ragland, Tyler Lesh, Marjorie Solomon, and Cameron S. Carter, "Task-Evoked Substantia Nigra Hyperactivity Associated with Prefrontal Hypofunction, Prefrontonigral Disconnectivity and Nigrostriatal Connectivity Predicting Psychosis Severity in Medication Naïve First Episode Schizophrenia," *Schizophrenia Research* 159, no. 2–3 (2014): 521–26, doi: 10.1016/j.schres.2014.09.022.
7. American Psychiatric Association, *Diagnostic and Statistical Manual of Mental Disorders*, 5th ed. (Arlington, VA: American Psychiatric Publishing, 2013), 300.01 (F41.0).
8. Thomas Insel, "Transforming Diagnosis," *National Institute of Mental Health, Posts by Former NIMH Director Thomas Insel* [blog], April 29, 2013, https://www.nimh.nih.gov/about/directors/thomas-insel/blog/2013/transforming-diagnosis.shtml.
9. Jennifer S. Stevens, Ye Ji Kim, Isaac R. Galatzer-Levy, Renuka Reddy, Timothy D. Ely, Charles B. Nemeroff, Lauren A. Hudak, Tanja Jovanovic, Barbara O. Rothbaum, and Kerry J. Ressler, "Amygdala Reactivity and Anterior Cingulate Habituation Predict Posttraumatic Stress Disorder Symptom Maintenance after Acute Civilian Trauma," *Biological Psychiatry* 81, no. 12 (2017): 1023–29.

10. Michael J. Frank, Lauren C. Seeberger, and Randall C. O'Reilly, "By Carrot or by Stick: Cognitive Reinforcement Learning in Parkinsonism," *Science* 306, no. 5703 (2004): 1940–43, doi:10.1126/science.1102941.
11. Tiago V. Maia and Michael J. Frank, "An Integrative Perspective on the Role of Dopamine in Schizophrenia," *Biological Psychiatry* 81, no. 1 (2017): 52–66, doi:10.1016/j.biopsych.2016.05.021.
12. NIDA, "Drug Abuse and Addiction," in *Drugs, Brains, and Behavior: The Science of Addiction* (NIDA, July 1, 2014), https://www.drugabuse.gov/publications/drugs-brains-behavior-science-addiction/drug-abuse-addiction.
13. L. N. Robins, "The Sixth Thomas James Okey Memorial Lecture. Vietnam Veterans' Rapid Recovery from Heroin Addiction: A Fluke or Normal Expectation?," *Addiction* 88, no. 8 (1993): 1041–54.
14. Shepard Siegel, "Pavlovian Conditioning and Drug Overdose: When Tolerance Fails," *Addiction Research and Theory* 9, no. 5 (2001): 503–513, doi:10.3109/16066350109141767.
15. Nicolas Rüsch, Matthias C. Angermeyer, and Patrick W. Corrigan, "Mental Illness Stigma: Concepts, Consequences, and Initiatives to Reduce Stigma," *European Psychiatry* 20, no. 8 (2005): 529–39, doi:10.1016/j.eurpsy.2005.04.004.
16. Georg Schomerus, Christian Schwahn, Anita Holzinger, Patrick William Corrigan, Hans Jörgen Grabe, Mauro Giovanni Carta, and Matthias Claus Angermeyer, "Evolution of Public Attitudes about Mental Illness: A Systematic Review and Meta-analysis," *Acta Psychiatrica Scandinavica* 125, no. 6 (2012): 440–52, doi:10.1111/j.1600-0447.2012.01826.x.
17. Nick Haslam and Erlend P. Kvaale, "Biogenetic Explanations of Mental Disorder," *Current Directions in Psychological Science* 24, no. 5 (2015): 399–404, doi:10.1177/0963721415588082.
18. Carla Meurk, Kylie Morphett, Adrian Carter, Megan Weier, Jayne Lucke, and Wayne Hall, "Scepticism and Hope in a Complex Predicament: People with Addictions Deliberate about Neuroscience," *International Journal on Drug Policy* 32 (2016): 34–43, doi:10.1016/j.drugpo.2016.03.004. Quotes 38–39.

第九章

1. Essa Yacoub, Noam Harel, and Kâmil Ugurbil, "High-Field fMRI Unveils Orientation Columns in Humans," *Proceedings of the National Academy of Sciences of the USA* 105, no. 30 (2008): 10607–12, doi:10.1073/pnas.0804110105.
2. Dan L. Longo and Jeffrey M. Drazen, "More on Data Sharing," *New England Journal of Medicine* 374, no. 19 (2016): 1896–97, doi:10.1056/NEJMc1602586.
3. Bharat B. Biswal, Maarten Mennes, Xi Nian Zuo, Suril Gohel, Clare Kelly, Steve M. Smith, Christian F. Beckmann, Jonathan S. Adelstein, Randy L. Buckner, Stan Colcombe, et al., "Toward Discovery Science of Human Brain Function," *Proceedings of the National Academy of Sciences of the USA* 107, no. 10 (2010): 4734–39, doi:10.1073/pnas.0911855107.
4. Karla L. Miller, Fidel Alfaro-Almagro, Neal K. Bangerter, David L. Thomas, Essa Yacoub, Junqian Xu, Andreas J. Bartsch, Saad Jbabdi, Stamatios N. Sotiropoulos, Jesper L. R. Andersson, et al., "Multimodal Population Brain Imaging in the UK Biobank Prospective Epidemiological Study," *Nature Neuroscience* 19, no. 11 (2016): 1523–36, doi:10.1038/nn.4393.

5. 见网站 http：//www.openfmri.org。
6. 我唯一没有公开的信息是每次扫描后我写的日记，因为它们可能包含和其他人有关的敏感信息。
7. Richard F. Betzel, Theodore D. Satterthwaite, Joshua I. Gold, and Danielle S. Bassett, "Positive Affect, Surprise, and Fatigue Are Correlates of Network Flexibility," *Scientific Reports* 7, no. 1 (2017): 520, doi:10.1038/s41598-017-00425-z.

致　谢

感谢我的同事，他们的研究和探讨对本书的写作特别有帮助。马库斯·赖希勒回答了我的诸多问题，他所保存的神经科学学会档案详细记录了早期 PET 的诞生过程，弥足珍贵。史蒂夫·彼得森对我早些年在波士顿大学的疗法提出了有价值的评论。另外，他于 2012 年编辑的《神经成像》特刊（“fMRI 二十年”）对重建 fMRI 的早期历史非常有用。肯·邝和卡米勒·乌古尔比尔对本书论及的 fMRI 的早期历史提供了非常有用的反馈，卡米勒还对高场 MRI 提出了有益的批评。路易斯·佩索阿对本书初稿的评论非常有用，他指出了我没有充分表达自己的看法，并建议我将解码大脑比喻成“查词典”，这种方法相当有用。图 1.5 的灵感也源自他的论文。亚历克斯·谢克曼提供了大量评论，不仅使我更加精确地描述了大脑的恐惧系统，而且向我介绍了很多大有帮助的参考资料。彼得罗·彼得里尼帮我翻译了一部分安杰洛·莫索的意大利语原著。戴维·肯尼迪就 20 世纪 90 年代早期 fMRI 在麻省总医院的诞生提出了富有洞察力的宏观看法。乔·德夫林和肯·诺曼同样对本书提出了十分有益的见解。

同样感谢很多对本书初稿进行探讨和评论的人：费利佩·德布里加德、约翰·布鲁埃尔、尼科·德拉特尔、苏珊·菲茨帕特里克、玛尔塔·加里多、戴维·格拉恩、卡兰妮特·格里尔－斯佩克特、基思·汉弗莱斯、戴维·肯尼迪、安娜·哈赞索恩、利娅·克鲁比泽尔、杰米·李、丹·劳埃德、托尔·瓦格和约亨·韦伯。

普林斯顿大学出版社的编辑艾利森·卡勒特说服我写了这本书，并帮助我把这本书变得更好。在整个写作过程中，我从她那里得到的辅助和指导无可估量。

最后，我要感谢我的妻子詹妮弗·奥特，她是我在过去 25 年中的亲密伙伴。除了忍受（及调和）我过分的工作习惯外，她还用设计师和前编辑的眼光让这本书变得更好，就像她多年来让我变得更好一样。